À propos des NCCN Guidelines for Patients®

National Comprehensive Cancer Network®

AF884748

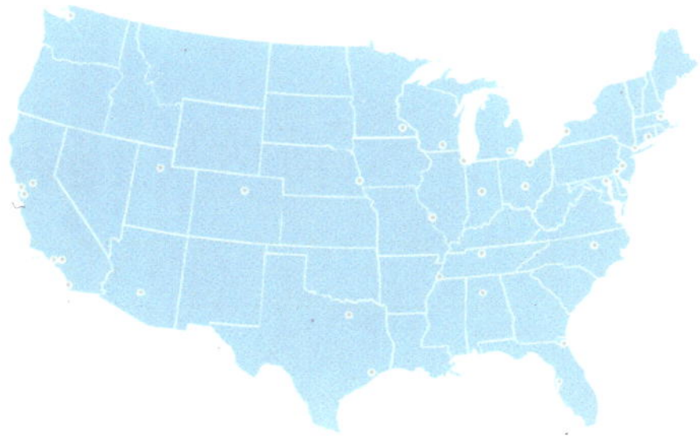

Saviez-vous que les meilleurs centres de lutte contre le cancer des États-Unis travaillent ensemble pour améliorer la prise en charge du cancer ? Cette alliance de centres de lutte contre le cancer de premier plan est appelée National Comprehensive Cancer Network® (NCCN®).

Les soins de cancérologiesont en constante évolution. Le NCCN élabore des recommandations en matière de prise en charge du cancer fondées sur des données probantes et utilisées par les prestataires de soins de santé du monde entier. Ces recommandations fréquemment mises à jour constituent les NCCN Clinical Practice Guidelines in Oncology (NCCN Guidelines®). Les NCCN Guidelines for Patients expliquent clairement ces recommandations de spécialistes pour les personnes atteintes d'un cancer et les aidants.

Ces NCCN Guidelines for Patients sont basées sur les NCCN Clinical Practice Guidelines in Oncology (NCCN Guidelines®) pour le myélome multiple, version 3.2023 — 8 décembre 2022.

Consulter gratuitement en ligne les NCCN Guidelines for Patients
NCCN.org/patientguidelines

Trouver un centre de lutte contre le cancer du NCCN près de chez vous
NCCN.org/cancercenters

Retrouvez-nous sur les réseaux

Soutiens

NATIONAL COMPREHENSIVE CANCER NETWORK®
NCCN FOUNDATION
Guiding Treatment. Changing Lives.

Les NCCN Guidelines for Patients sont financées par la NCCN Foundation®

La NCCN Foundation tient à exprimer sa reconnaissance aux entreprises suivantes, qui ont contribué à la mise à disposition de ces NCCN Guidelines for Patients : Bristol Myers Squibb, GSK et Sanofi Genzyme.

Le NCCN adapte, met à jour et héberge de manière indépendante les NCCN Guidelines for Patients. Les entreprises qui nous soutiennent ne participent pas à l'élaboration des NCCN Guidelines for Patients et ne sont pas responsables du contenu ni des recommandations émises.

Pour faire un don ou en savoir plus, visitez le site en ligne ou envoyez un e-mail à l'adresse suivante

NCCNFoundation.org/donate

PatientGuidelines@NCCN.org

Table des matières

La NCCN Foundation vise à soutenir les millions de patients touchés par un diagnostic de cancer ainsi que leurs proches, en finançant et en distribuant les NCCN Guidelines for Patients. La NCCN Foundation s'engage également à faire progresser le traitement contre le cancer en finançant les médecins prometteurs américains, qui sont au centre de l'innovation dans la recherche contre le cancer. Pour plus de détails et pour le catalogue complet des ressources destinées aux patients et aux aidants, rendez-vous sur NCCN.org/patients.

National Comprehensive Cancer Network (NCCN) / NCCN Foundation
3025 Chemical Road, Suite 100
Plymouth Meeting, PA 19462, États-Unis

1
À propos du myélome multiple

Le myélome multiple est un cancer du sang rare qui se développe généralement dans les globules blancs à l'intérieur des os. Bien qu'il n'y ait pas encore de remède, de nouveaux traitements redonnent de l'espoir aux malades et leur permettent de vivre plus longtemps.

Qu'est-ce que le myélome multiple ?

Le myélome multiple (aussi appelé simplement myélome) est un type de cancer du sang qui se développe dans les os et d'autres parties du corps. Il résulte de l'accumulation de cellules cancéreuses, appelées cellules myélomateuses, dans la moelle osseuse. La moelle osseuse est le tissu mou et spongieux situé à l'intérieur des os, où sont fabriquées la plupart des cellules sanguines.

Chez une personne atteinte de myélome, les cellules myélomateuses deviennent si nombreuses dans la moelle osseuse qu'elles peuvent supplanter les cellules sanguines saines, provoquant ainsi des problèmes sanguins néfastes. Cette surabondance de cellules myélomateuses réduit également le nombre de cellules sanguines saines dans l'organisme, ce qui peut augmenter le risque d'infections. En outre, les cellules myélomateuses libèrent de grandes quantités de protéines anormales du myélome, qui peuvent altérer les fonctions corporelles (comme la fonction rénale). Les cellules myélomateuses peuvent également détruire le tissu osseux, provoquant un taux élevé de calcium, des douleurs osseuses, un affaiblissement des os et des fractures.

Qu'est-ce que le cancer ?

Cellules saines

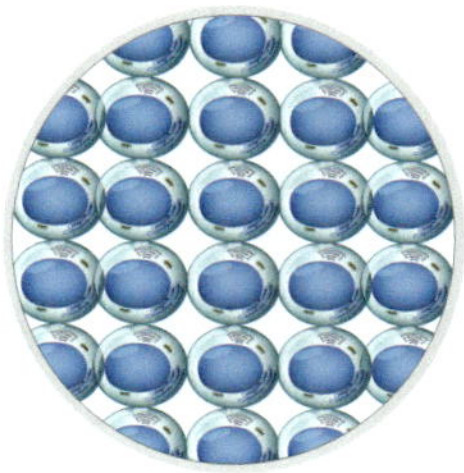

Cellules cancéreuses

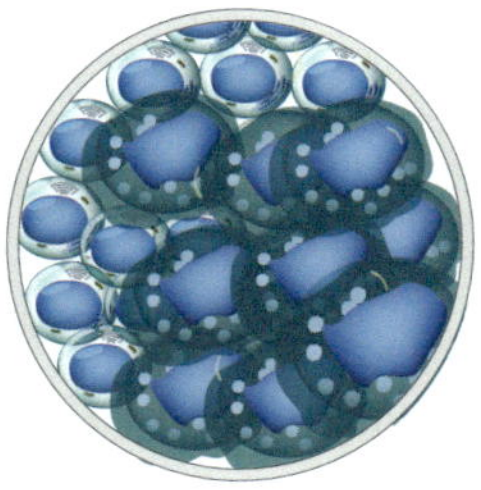

Le cancer est une maladie dans laquelle les cellules, éléments constitutifs de l'organisme, se développent de manière incontrôlée. Les cellules cancéreuses développent des erreurs génétiques (mutations) qui les amènent à fabriquer de nombreuses autres cellules cancéreuses. Les cellules cancéreuses supplantent les cellules normales. Cela peut finir par nuire à l'organisme.

Les cellules cancéreuses échappent également à la mort cellulaire normale. Elles peuvent se propager dans d'autres parties du corps. Elles peuvent remplacer de nombreuses cellules normales et provoquer l'arrêt du fonctionnement des organes.

Lorsque les cellules myélomateuses s'accumulent dans la moelle osseuse, elles peuvent former des tumeurs appelées plasmocytomes. Dans de rares cas, certaines personnes ne développent qu'une seule tumeur (dans les os ou les tissus mous), appelée plasmocytome solitaire. Le plus souvent, les personnes atteintes présentent plusieurs plasmocytomes dans différents os ou différentes zones du corps, d'où le nom de myélome multiple.

L'âge avancé (65 ans et plus) augmente considérablement le risque de développer un myélome multiple. Il est également plus fréquent chez les hommes que chez les femmes, deux fois plus fréquent chez les personnes noires que chez les personnes blanches, et deux à trois fois plus fréquent chez les parents au premier degré d'une personne déjà atteinte d'un myélome.

Quelles sont les causes du myélome multiple ?

De nombreuses personnes se demandent pourquoi elles ont un cancer. Les médecins ne savent pas exactement ce qui provoque la formation des cellules cancéreuses du myélome. Ce que les médecins savent, c'est que les myélomes et les autres cancers commencent souvent par des anomalies (mutations) dans les cellules, qui leur permettent de se développer de manière incontrôlée. Ces types de mutations ne sont généralement pas transmis dans les familles (mutation héréditaire), mais vous pouvez avoir un risque plus élevé de myélome si un autre membre de votre famille a également eu un myélome.

La mutation se produit dans les gènes des cellules. Les gènes transmettent aux cellules les instructions nécessaires à la fabrication de nouvelles cellules et au contrôle du comportement des cellules. Une mutation génétique peut transformer des plasmocytes normaux en cellules myélomateuses cancéreuses.

Qu'est-ce qu'un plasmocyte ? Les plasmocytes proviennent de globules blancs appelés lymphocytes B, un type de cellule immunitaire. Les plasmocytes combattent les infections et les maladies. Ils le font en produisant des anticorps (également appelés immunoglobulines, abrégées en Ig). Les anticorps sont des protéines libérées dans le sang et d'autres liquides organiques qui aident l'organisme à trouver et à tuer les germes.

Comme les autres cellules saines, les plasmocytes se développent et se divisent pour former de nouvelles cellules. De nouvelles cellules sont fabriquées selon les besoins de l'organisme. Lorsque les plasmocytes vieillissent ou sont endommagés, ils meurent. C'est un processus normal et naturel.

Mais il arrive que des altérations génétiques se produisent et transforment un plasmocyte en cellule myélomateuse. Les cellules myélomateuses produisent de plus en plus de nouvelles cellules inutiles qui ne meurent pas rapidement lorsqu'elles sont vieilles ou endommagées. Les cellules myélomateuses continuent de produire des millions de copies d'elles-mêmes. Elles peuvent se répandre dans toute la moelle osseuse ou se développer sous forme d'un amas (masse) à un ou plusieurs endroits en dehors de la moelle osseuse. Ces masses, appelées plasmocytomes, peuvent supplanter les cellules osseuses normales, ce qui détruit l'os environnant.

Les cellules myélomateuses, comme les plasmocytes normaux, produisent également des anticorps. Mais les anticorps fabriqués par les cellules myélomateuses sont tous des copies d'un seul type d'anticorps. Ces anticorps sont appelés protéines monoclonales ou protéines M. (Le terme monoclonal signifie « un clone » ou « un type »). Les cellules myélomateuses fabriquent des protéines M sans contrôle. En outre, contrairement aux anticorps normaux, les protéines M ne contribuent pas à la lutte contre les infections.

Existe-t-il différents types de myélome ?

Il existe deux types principaux de myélome : le myélome actif et le myélome indolent.

Myélome actif

Le myélome actif (ou symptomatique) provoque des symptômes et affecte les organes. Les symptômes courants que vous pouvez ressentir sont des douleurs osseuses, des infections fréquentes, de la fatigue, etc. Le myélome qui provoque des symptômes doit être traité.

Les symptômes ne sont pas la seule raison de traiter le myélome. Les résultats de certains tests de laboratoire peuvent également indiquer quand il est temps de commencer le traitement. Ces tests permettent de déterminer si une personne présente des niveaux élevés de protéine M dans son sang ou des cellules de myélome dans la moelle osseuse. Les tests peuvent également révéler des problèmes rénaux, des lésions osseuses, un excès de calcium ou un manque de globules rouges dans la circulation sanguine, ainsi que d'autres signes de myélome.

Myélome indolent

On parle de myélome indolent lorsque le myélome ne provoque pas de symptômes et ne nécessite pas de traitement immédiat. Les personnes atteintes d'un myélome indolent ont de la protéine M dans leur sang et des plasmocytes dans leur moelle osseuse, mais généralement à des niveaux inférieurs à ceux des personnes atteintes d'un myélome multiple. Les personnes atteintes d'un myélome indolent n'ont pas besoin d'être traitées, mais elles sont régulièrement testées pour détecter les signes de myélome multiple. Les personnes atteintes d'un myélome indolent à haut risque peuvent

D'où viennent les cellules myélomateuses ?

Lorsque des antigènes (tels que des germes) envahissent l'organisme, des globules blancs sains, appelés plasmocytes, libèrent des anticorps qui combattent les germes afin d'arrêter l'infection et la maladie.
Mais dans le cas du myélome multiple, une ou plusieurs mutations transforment les globules blancs en cellules du myélome multiple. Les cellules du myélome multiple peuvent se multiplier et se propager rapidement. Elles produisent également beaucoup d'anticorps anormaux appelés protéines M, qui peuvent s'accumuler dans la moelle osseuse et causer des dommages.

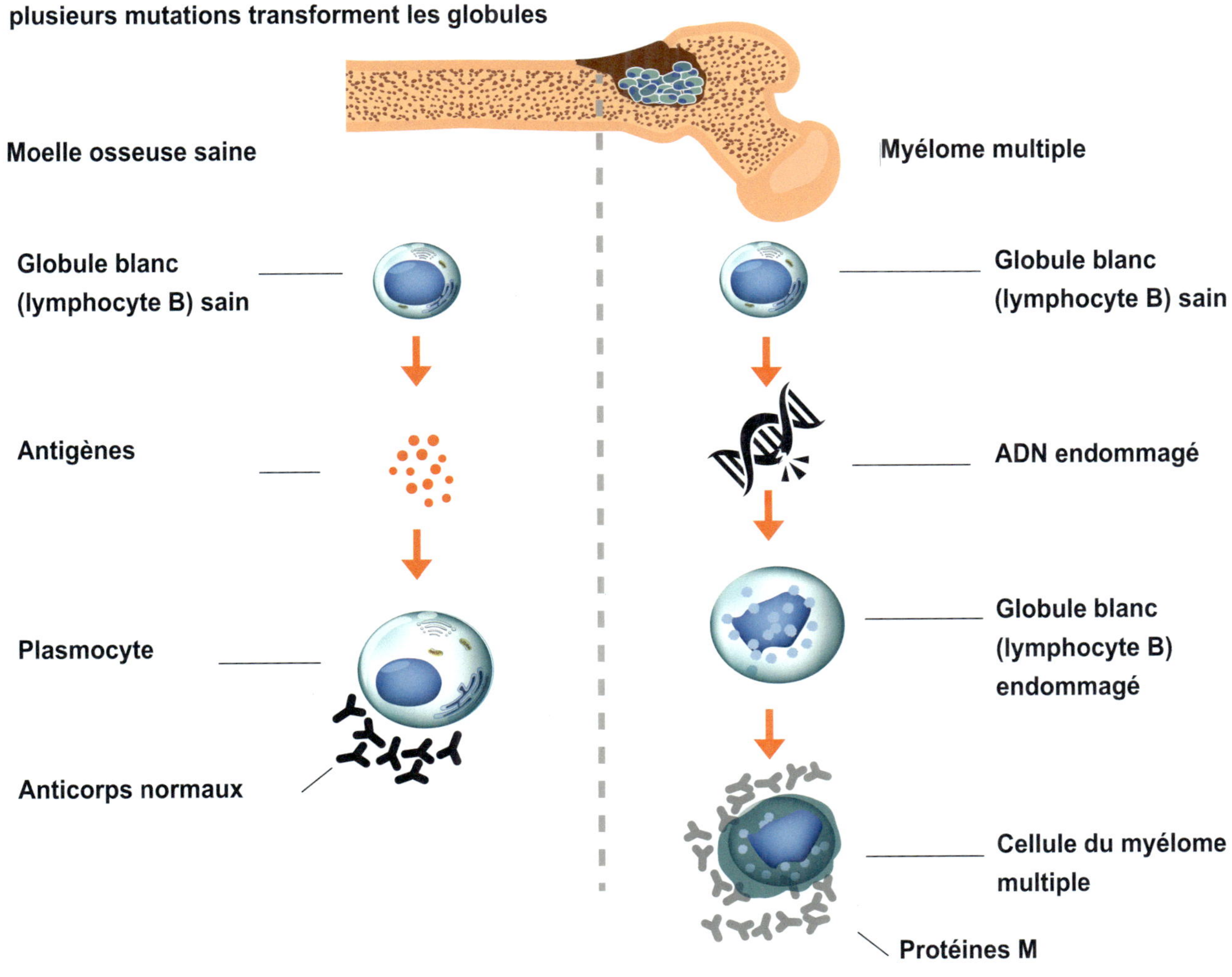

éventuellement participer à des essais cliniques qui explorent les avantages d'un traitement précoce.

Le myélome indolent se transforme parfois en myélome multiple. Les personnes atteintes d'un myélome indolent à risque plus élevé peuvent nécessiter des visites de suivi plus fréquentes, voire un traitement. Mais chez la plupart des personnes, le myélome indolent peut exister pendant des années avant de se transformer en myélome multiple.

Quels sont les symptômes du myélome ?

Les symptômes les plus courants du myélome multiple sont des douleurs osseuses (souvent dans le dos), de la fatigue et des infections fréquentes.

Les symptômes apparaissent parce que les cellules myélomateuses et les protéines M réduisent le nombre de cellules sanguines normales et d'anticorps normaux. Cela peut perturber les fonctions du sang, des organes et d'autres parties du corps, provoquant des symptômes.

Cependant, certaines personnes atteintes de myélome multiple ne présentent aucun symptôme à leur connaissance. Le myélome peut être découvert par une analyse de sang ou d'urine effectuée lors d'une visite médicale pour un autre motif.

Les symptômes courants du myélome actif sont les suivants :

Lésions et douleurs osseuses

Les cellules myélomateuses peuvent provoquer des lésions osseuses lorsqu'elles supplantent les cellules normales dans la moelle osseuse. Les cellules myélomateuses libèrent également des substances chimiques qui commencent à dégrader les os. Les zones de lésions osseuses sont appelées lésions osseuses lytiques et peuvent être très douloureuses. Les lésions osseuses affaiblissent également les os, qui peuvent alors se briser (se fracturer) facilement.

Symptômes courants du myélome multiple

Lésions et douleurs osseuses

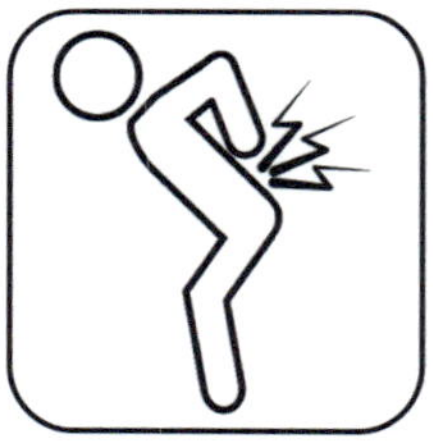

Fatigue et faiblesse

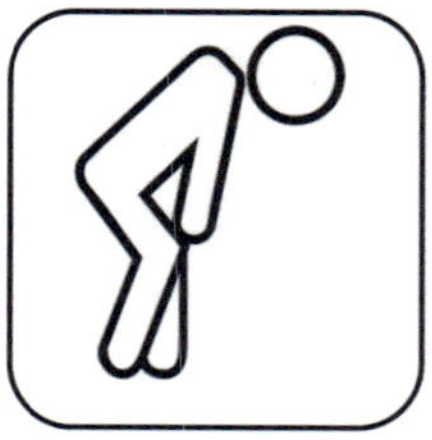

Infections et fièvre fréquentes

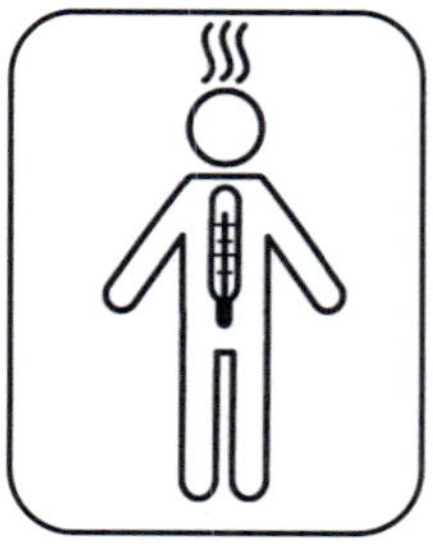

Ecchymoses ou saignements faciles

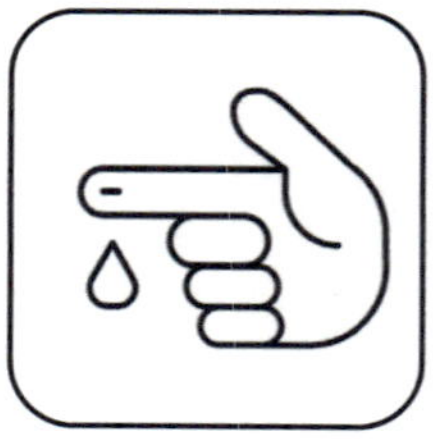

Soif et mictions fréquentes

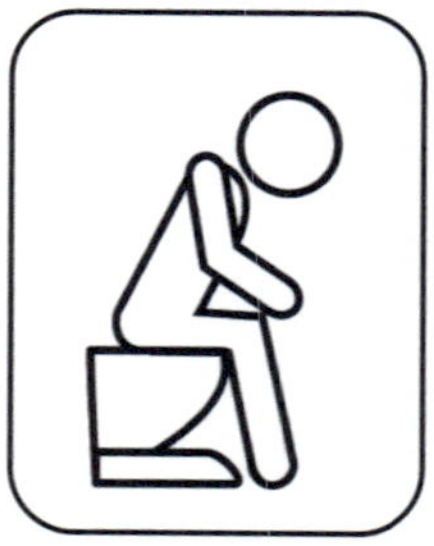

Qu'est-ce qu'un anticorps ?

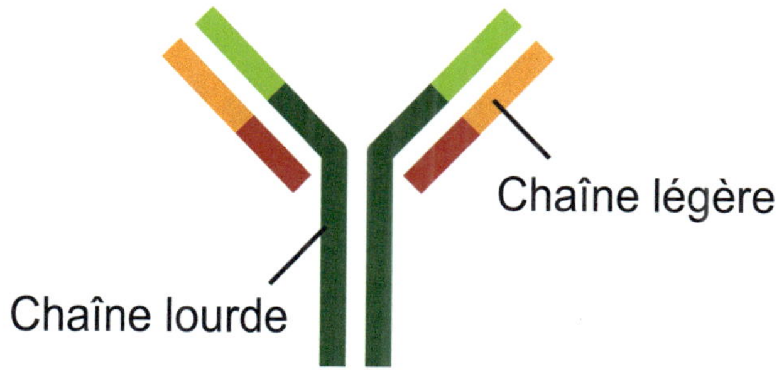

Comprendre les anticorps peut vous aider à comprendre votre diagnostic de myélome multiple.

Les anticorps (également appelés immunoglobulines ou Ig) font partie du système immunitaire. Ils sont fabriqués par les plasmocytes pour lutter contre les infections. Les anticorps identifient les bactéries et les virus nuisibles et aident le système immunitaire à s'en débarrasser.

Chaque plasmocyte ne libère qu'un seul type d'anticorps. Comme les flocons de neige, les anticorps se ressemblent, mais il n'y en a pas deux identiques. Chaque anticorps a un rôle différent. Le type d'anticorps produit est destiné à attaquer le germe spécifique à l'origine d'une infection ou d'une maladie.

Les anticorps sont constitués de deux paires de « chaînes » de protéines liées entre elles en forme de « Y ». Il s'agit de deux chaînes protéiques « lourdes » identiques et de deux chaînes protéiques « légères » identiques.

- **Chaînes lourdes** – Il existe cinq types de chaînes lourdes : IgG, IgA, IgM, IgD et IgE
- **Chaînes légères** – Il existe deux types de chaînes légères : kappa et lambda

Les cinq différents types de chaînes lourdes peuvent se lier à l'un ou l'autre des deux types de chaînes légères. Au total, il existe 10 sous-types d'anticorps (immunoglobulines) : IgG kappa, IgA kappa, IgM kappa, IgD kappa, IgE kappa, IgG lambda, IgA lambda, IgM lambda, IgD lambda et IgE lambda.

Les cellules myélomateuses produisent également des anticorps, appelés protéines M. Comme les anticorps normaux, les protéines M sont constituées d'une paire de chaînes lourdes et d'une paire de chaînes légères. Les cellules myélomateuses fabriquent un très grand nombre de protéines M et la plupart d'entre elles sont d'un seul sous-type. (Le plus courant est l'IgG kappa.)

Parfois, les cellules myélomateuses ne produisent que des chaînes légères, kappa ou lambda. Il en résulte des chaînes légères supplémentaires circulant dans le sang. Ces chaînes sont appelées chaînes légères libres. Certaines personnes atteintes de myélome présentent des taux élevés de chaînes légères libres dans le sang ou l'urine.

Connaître le sous-type de la protéine M vous aidera à mieux comprendre les résultats de votre test. Vous pouvez suivre votre taux de protéine M après le traitement pour voir s'il est stable, s'il augmente ou s'il diminue.

Points supplémentaires :

- Chez environ une personne sur cinq atteinte de myélome, les cellules myélomateuses ne produisent que des chaînes légères et pas de protéines M complètes. C'est ce qu'on appelle le myélome à chaîne légère.
- Dans de rares cas, les cellules myélomateuses produisent très peu ou pas du tout de protéine M. C'est ce qu'on appelle le myélome non sécrétant.

Les fractures les plus fréquentes se situent dans les os de la colonne vertébrale (vertèbres). Les fractures des vertèbres peuvent être très douloureuses, bien qu'elles puissent parfois se produire sans aucune douleur. Le crâne, les os de la hanche, les côtes, les bras et la clavicule sont d'autres sites courants de lésions osseuses dues au myélome.

Fatigue et sensation de faiblesse

La fatigue est présente malgré un sommeil et un repos suffisants. La fatigue, la sensation de faiblesse et le « brouillard cérébral » (difficulté à penser clairement) peuvent être des symptômes de l'anémie. L'anémie est un état dans lequel le nombre de globules rouges est inférieur à la normale, ce qui signifie qu'il y a moins de globules rouges pour fournir de l'oxygène à l'ensemble du corps. L'anémie peut être causée en partie par un trop grand nombre de cellules myélomateuses qui évincent les globules rouges de la moelle osseuse.

Infections et fièvres fréquentes

La fièvre est un signe que votre corps tente de lutter contre une infection. Des fièvres et des infections fréquentes sont les symptômes d'un faible taux d'anticorps normaux et peut-être d'un nombre insuffisant de globules blancs (cellules combattant les infections). Un faible nombre de globules blancs peut résulter d'un excès de cellules myélomateuses dans la moelle osseuse.

Ecchymoses ou saignements faciles

Les plaquettes sont un type de cellule sanguine qui aide à guérir les blessures et à arrêter les saignements. Elles agissent en formant des caillots sanguins. Cependant, un trop grand nombre de cellules myélomateuses dans la moelle osseuse peut évincer les cellules qui fabriquent les plaquettes. Les symptômes d'un faible nombre de plaquettes (thrombocytopénie) sont notamment des ecchymoses ou des saignements faciles, comme des saignements de nez ou de gencives. Les cellules myélomateuses peuvent également produire de grandes quantités de protéines anormales, qui peuvent interférer avec la coagulation du sang.

Soif et mictions fréquentes

Des niveaux élevés de protéines M fabriquées par les cellules myélomateuses peuvent provoquer des lésions rénales. Les reins sont une paire d'organes qui filtrent le sang pour en éliminer les déchets. Ces déchets quittent le corps lorsque vous urinez. L'augmentation ou la diminution de la production d'urine peut être un symptôme de lésions rénales.

Le calcium est un minéral nécessaire à la santé des os. Mais lorsque le myélome endommage les os, ceux-ci libèrent leur calcium dans la circulation sanguine. Un taux élevé de calcium dans le sang (hypercalcémie) peut également endommager les reins. La détérioration de la fonction rénale peut encore augmenter le taux de calcium, créant ainsi un cercle vicieux. Elle peut également provoquer des symptômes tels qu'une soif extrême, une confusion, des nausées, une constipation, des contractions musculaires, des douleurs osseuses ou d'autres symptômes connexes.

Le myélome peut-il être guéri ?

Actuellement, le myélome ne peut pas être guéri, mais il peut être traité et contrôlé pendant une longue période. Grâce aux nouveaux traitements, le nombre de survivants à long terme du myélome n'a jamais été aussi élevé. Pour un nombre croissant de personnes, le myélome est un problème médical chronique avec lequel elles apprennent à vivre plutôt qu'une maladie dont elles meurent.

Pour de nombreuses personnes, le traitement peut permettre de garder le myélome sous contrôle et de réduire ou de faire disparaître les symptômes. Les traitements standard du myélome multiple comprennent des médicaments ciblés, des médicaments d'immunothérapie, la chimiothérapie, la radiothérapie et différents types de thérapie cellulaire, y compris la greffe de moelle osseuse. Ces traitements peuvent être administrés sous forme de comprimés, d'injections ou de perfusion par voie intraveineuse (IV). Une autre option consiste à participer à un essai clinique d'un nouveau traitement potentiel.

Tôt ou tard, le myélome réapparaît généralement et nécessite un traitement supplémentaire. Les personnes atteintes d'un myélome multiple de longue date peuvent finir par devenir résistantes aux traitements, ce qui rend le cancer plus difficile à traiter.

Points clés

- Le myélome est un cancer des plasmocytes du sang.
- Les plasmocytes fabriquent des anticorps. Les anticorps aident à combattre les infections et jouent un rôle clé dans la réparation des os.
- Les cellules myélomateuses produisent trop de copies d'elles-mêmes.
- Les cellules myélomateuses produisent des anticorps anormaux appelés protéines M qui ne permettent pas de lutter contre les germes.
- Une masse unique de cellules myélomateuses en un seul endroit est appelée plasmocytome solitaire.
- Lorsque les cellules myélomateuses s'agglutinent dans la moelle osseuse et provoquent des lésions osseuses ou organiques, on parle de myélome multiple.
- Le myélome indolent ne provoque pas de symptômes ni de lésions organiques.
- Le myélome actif (symptomatique) provoque des symptômes en envahissant la moelle osseuse ou en provoquant des lésions organiques. Il peut en résulter une hypercalcémie, des lésions rénales, une anémie et un affaiblissement ou une destruction des os.
- Le myélome multiple réapparaît généralement à un moment ou à un autre après le traitement.

Créez un classeur médical

Un classeur médical est un excellent moyen de regrouper et organiser vos documents.

- ✓ Faites des copies des analyses de sang, des résultats d'imagerie et des rapports concernant votre type de cancer. Cela vous sera utile pour obtenir un deuxième avis.
- ✓ Choisissez un classeur qui répond à vos besoins. Pensez à une pochette à fermeture éclair pour y glisser un stylo, un petit calendrier et les cartes d'assurance maladie et de mutuelle.
- ✓ Créez des dossiers pour les formulaires d'assurance, les types d'examens (sang, imagerie, pathologie, radiologie, génétique), les traitements et les procédures. Organisez les éléments du dossier par date.
- ✓ Utilisez les portails patients en ligne pour consulter vos résultats de tests et autres dossiers. Téléchargez ou imprimez les dossiers pour les ajouter à votre classeur.
- ✓ Ajoutez une section pour les questions et la prise de notes.

Apportez votre classeur médical à vos rendez-vous. Vous pourriez en avoir besoin !

2 Dépistage du myélome

Si votre médecin soupçonne que vous avez un myélome, vous devrez subir plusieurs examens médicaux avant de recevoir un traitement. Certains tests permettent de vérifier votre état de santé général. D'autres tests servent à diagnostiquer votre maladie. Tous ces tests aident les médecins à déterminer si vous avez besoin d'un traitement et quel type de traitement vous convient le mieux.

Le simple fait d'évoquer le cancer est effrayant. Passer des tests de dépistage du cancer peut également être effrayant. Ce chapitre vous aidera à savoir à quoi vous attendre pendant les tests. Les tests permettront d'établir un diagnostic, qui aidera à planifier le traitement. Ces étapes peuvent aider à mettre les idées en action, ce qui peut atténuer certaines craintes.

Toutes les personnes atteintes de myélome n'effectueront pas tous les tests mentionnés ici.

Examens de santé généraux

Antécédents médicaux

Vos antécédents médicaux comprennent tous les événements de santé survenus au cours de votre vie et tous les médicaments que vous avez pris. Les antécédents médicaux sont nécessaires pour planifier votre traitement. Vous serez interrogé sur les maladies, les blessures et les problèmes de santé que vous avez eus. Certains problèmes de santé sont héréditaires. Par conséquent, votre médecin peut également se renseigner sur l'état de santé des membres de votre famille de sang.

Le myélome provoque souvent des symptômes et il est important que votre médecin sache si vous en avez. Les symptômes peuvent résulter d'un manque de cellules sanguines saines. Ils peuvent également résulter de lésions osseuses ou de l'accumulation de cellules myélomateuses dans certaines parties du corps. Cependant, certaines personnes ne présentent que peu ou pas de symptômes.

Examen physique

Les médecins procèdent généralement à un examen physique et prennent connaissance des antécédents médicaux. L'examen physique est un examen clinique de votre corps à la recherche de signes de maladie.

Au cours de cet examen, votre médecin écoutera vos poumons, votre cœur et votre intestin. Des parties de votre corps seront probablement palpées pour vérifier si les organes sont de taille normale, s'ils sont mous ou durs, ou s'ils sont douloureux au toucher. Votre médecin recherchera également des signes d'autres problèmes tels que des ecchymoses, un gonflement des ganglions, une faiblesse musculaire ou des engourdissements, des picotements ou des douleurs dans les mains ou les pieds (neuropathie).

Diagnostic et pronostic

Quelle est la différence entre le diagnostic et le pronostic ? Ces deux mots se ressemblent mais sont très différents.

- ✓ Le **diagnostic** consiste à identifier une maladie sur la base de tests. Votre diagnostic indique la maladie dont vous souffrez.
- ✓ Le **pronostic** est l'évolution et l'issue probable d'une maladie. Il est basé sur des tests et sur votre réponse au traitement. Votre pronostic prédit l'évolution de votre maladie.

Analyses de sang

Votre sang peut en dire long sur votre état de santé. Les analyses de sang peuvent révéler des signes de myélome dans votre circulation sanguine. Des analyses de sang et d'autres tests initiaux permettent de confirmer (diagnostiquer) le myélome.

Le sang est composé de globules rouges, de globules blancs et de plaquettes. Il contient également de nombreuses protéines et autres substances chimiques. Différents types d'analyses de sang sont utilisés pour mesurer ces différentes substances dans le sang.

Certaines analyses de sang sont utilisées pour évaluer l'étendue ou la quantité de cancer dans votre corps. C'est ce qu'on appelle la charge tumorale. D'autres tests sont utilisés pour vérifier la santé des os, des reins et d'autres organes. Des analyses de sang peuvent être répétées de temps en temps pour vérifier l'efficacité du traitement contre le cancer et les effets indésirables.

Pour l'analyse de sang, une aiguille est insérée dans votre veine pour prélever un échantillon de sang. L'échantillon de sang est ensuite envoyé à un laboratoire pour y être analysé. Au laboratoire, un pathologiste examinera au microscope l'échantillon de sang sur une lame de verre (frottis de sang périphérique). Les pathologistes sont des experts qui examinent les cellules pour y déceler des maladies. Ils peuvent voir les cellules sanguines plus en détail. Ils peuvent être en mesure d'observer des cellules myélomateuses dans le sang pour établir un diagnostic de myélome multiple.

Les analyses de sang utilisées pour le myélome sont les suivantes :

Hémogramme différentiel

Un hémogramme est un test qui mesure le nombre de cellules sanguines dans un échantillon de sang. Il inclut le nombre de globules blancs, de globules rouges et de plaquettes. L'hémogramme doit inclure un différentiel. Le différentiel mesure les différents types de globules blancs dans l'échantillon. Par exemple, trop peu de cellules sanguines normales sont produites lorsque les cellules myélomateuses prennent le contrôle de la moelle osseuse.

Immunoglobulines sériques quantitatives

Ce test mesure la quantité d'anticorps (IgA, IgG, IgM, et parfois IgD et IgE) dans le sang. Il indique si le niveau d'un type d'anticorps est trop élevé ou trop bas. Un taux anormal d'un seul anticorps peut indiquer qu'il se développe de manière incontrôlée.

EPS

L'électrophorèse des protéines sériques (EPS) est un test qui mesure la quantité de protéines M dans le sang. Ce test est utilisé à la fois pour le diagnostic et le suivi.

EIFS

L'électrophorèse par immunofixation sérique (EIFS) permet d'identifier le type de protéines M présentes dans le sang. Elle permet de déterminer le type de protéines M en montrant quelles formes de chaînes lourdes (IgG, IgA, etc.) et de chaînes légères (kappa ou lambda) sont présentes.

Dosage des chaînes légères libres sériques

Ce test mesure la quantité de chaînes légères libres dans le sang. Ce test est utile même lorsqu'il n'est pas possible de mesurer la quantité de protéines M dans le sang ou l'urine par électrophorèse. Le dosage des chaînes légères libres sériques est utilisé pour le diagnostic et le suivi des myélomes.

Tests de chimie sanguine

Les tests de chimie sanguine mesurent les niveaux de différentes substances chimiques dans le sang. Les substances chimiques présentes dans le sang proviennent du foie, des os et d'autres organes et tissus.

Guide 1
Tests de chimie sanguine utilisés pour détecter le myélome multiple

Albumine	L'albumine est la principale protéine du plasma sanguin. Un faible taux de cette protéine peut être le signe d'un myélome avancé ou d'un autre problème de santé.
Bêta-2 microglobuline	La bêta-2 microglobuline est une protéine fabriquée par de nombreux types de cellules, y compris les cellules myélomateuses. La quantité de cette protéine dans votre corps reflète généralement le degré d'avancement de votre myélome.
AUS	L'azote uréique du sang (AUS) est un déchet produit par le foie. Il est filtré par les reins pour être éliminé du sang et passer dans l'urine. L'AUS est mesuré à l'aide de tests de chimie sanguine. Des taux élevés dans le sang peuvent être un signe de lésions rénales.
Calcium	Le calcium est un minéral présent dans de nombreuses parties du corps, mais surtout dans les os. Un taux élevé de calcium dans le sang peut être un signe de destruction des os par le myélome. Un excès de calcium dans le sang (hypercalcémie) peut endommager les reins et provoquer des symptômes de fatigue, de faiblesse et de confusion.
Créatinine	La créatinine est un déchet que les reins filtrent du sang vers l'urine. Un taux élevé de créatinine dans le sang peut être le signe de lésions rénales. La clairance de la créatinine est une mesure du temps nécessaire aux reins pour éliminer ce déchet du sang. Ce test consiste à prélever un échantillon d'urine de 24 heures et à le comparer au taux de créatinine dans le sang. Ce test permet d'évaluer le fonctionnement de vos reins.
LDH	La lactate déshydrogénase (LDH) est une protéine produite par de nombreux types de cellules, y compris les cellules myélomateuses. Un taux élevé de LDH peut être un signe de myélome avancé.
Acide urique	L'acide urique est l'une des substances chimiques qui peuvent être libérées par les cellules cancéreuses mourantes. Des niveaux très élevés d'acide urique et d'autres substances chimiques dans le sang peuvent être très dangereux. Il peut causer de graves dommages à des organes tels que les reins.
Électrolytes	Les électrolytes sont des minéraux présents dans le sang et nécessaires au bon fonctionnement des organes. Les électrolytes comprennent le sodium, le calcium, le potassium, le chlorure et le bicarbonate. Des niveaux anormaux de ces substances chimiques peuvent être un signe de lésions rénales.
Fonction hépatique	Les tests de la fonction hépatique mesurent les niveaux de certaines enzymes et protéines dans votre sang. Des niveaux plus élevés ou plus bas que la normale peuvent indiquer une maladie ou une lésion du foie.
Fonction cardiaque	Deux protéines fabriquées par le cœur, le NT-proBNP et le BNP, peuvent être mesurées dans le sang. Des niveaux élevés de ces protéines peuvent être un signe que votre cœur ne pompe pas suffisamment de sang (insuffisance cardiaque).

Des niveaux anormaux de certaines substances chimiques dans le sang peuvent être le signe d'un dysfonctionnement d'un organe. Ces taux anormaux peuvent être dus à un cancer ou à d'autres problèmes de santé.

Les tests de chimie sanguine utilisés pour aider à détecter le myélome multiple sont énumérés dans le **Guide 1**.

Analyses d'urine

Outre le sang, l'urine révèle également des signes de maladie. Les analyses d'urine peuvent être utilisées pour diagnostiquer le myélome, évaluer le bon fonctionnement des reins et vérifier les résultats des traitements contre le cancer. Les analyses d'urine sont également utilisées pour évaluer la charge tumorale, c'est-à-dire l'étendue ou la quantité de myélome dans votre corps.

Protéines totales

Le dosage des protéines totales est un test qui mesure la quantité totale et le type de protéine dans l'urine. Pour ce test, l'urine est recueillie sur une période de 24 heures. Ce test permet de déterminer la quantité de chaînes légères dans l'urine. La recherche de protéines dans les urines de 24 heures permet de mesurer la charge tumorale chez les personnes dont les cellules myélomateuses produisent principalement ou uniquement des chaînes légères. Ce test peut également montrer si vous perdez de l'albumine, une protéine importante, par les reins.

EPU

L'électrophorèse des protéines urinaires (EPU) mesure la quantité de protéines M et de chaînes légères dans l'urine. Des niveaux élevés de chaînes légères dans l'urine indiquent un risque accru de lésions rénales chez les personnes atteintes de myélome. Ce test est utilisé avec d'autres tests initiaux lorsque le myélome est détecté pour la première fois. Il peut être répété pour vérifier l'efficacité du traitement.

EIFU

L'électrophorèse par immunofixation des urines (EIFU) est un test qui identifie le type de protéines M et de chaînes légères présentes dans les urines. L'EIFU est effectuée en même temps que d'autres tests initiaux lorsque le myélome est découvert. Elle peut également être répétée après le traitement pour en vérifier l'efficacité.

« Le myélome est un cancer pour lequel nous disposons de dizaines d'options thérapeutiques. Si nous nous associons à des spécialistes du myélome compétents pour prendre des décisions thérapeutiques intelligentes, nous pouvons espérer vivre de nombreuses années de qualité. »

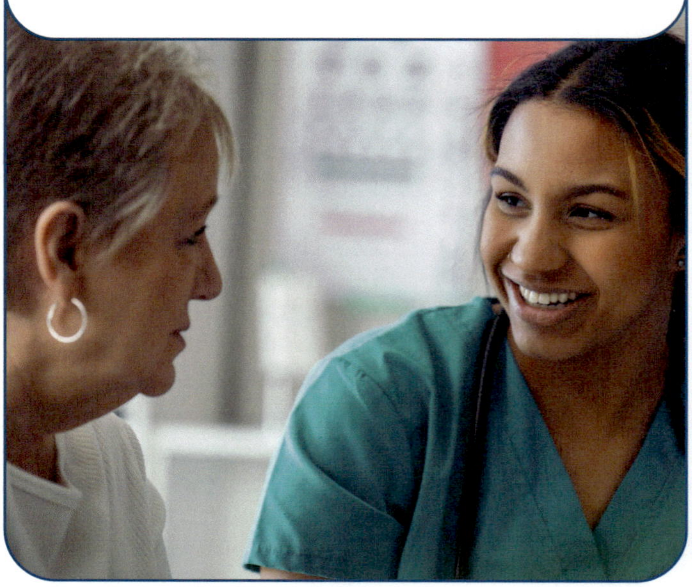

Tests sur les tissus

Pour confirmer que vous avez un cancer, un échantillon de tissu ou de liquide doit être prélevé dans votre corps pour être testé. C'est ce qu'on appelle une biopsie. Une biopsie est généralement un test sûr et peut souvent être effectuée en 30 minutes environ.

Biopsie et aspiration de la moelle osseuse

Les cellules myélomateuses se trouvent souvent dans la moelle osseuse, c'est donc là que la biopsie est effectuée chez les personnes atteintes de myélome. L'échantillon est généralement prélevé dans l'os du bassin (près de la hanche), qui contient une grande quantité de moelle osseuse et qui est proche de la surface du corps.

Il s'agit d'un test en deux parties qui donne lieu à deux échantillons. Une biopsie de la moelle osseuse permet de prélever un petit morceau d'os solide ainsi qu'une petite quantité de moelle osseuse molle à l'intérieur de l'os. Une aspiration de la moelle osseuse permet de prélever une petite quantité de moelle osseuse liquide à l'intérieur de l'os.

Il se peut que l'on vous administre un léger sédatif avant l'examen. Votre médecin nettoiera la zone de la peau où la biopsie sera effectuée. Ensuite, vous recevrez une anesthésie locale pour endormir la zone de la peau et de l'os située en dessous.

Une fois la zone endormie, une aiguille creuse sera insérée dans votre peau, puis poussée dans l'os pour retirer la moelle osseuse liquide à l'aide d'une seringue.

Biopsie de la moelle osseuse

Les médecins utilisent la biopsie et l'aspiration de la moelle osseuse pour prélever des échantillons de moelle osseuse solide et de moelle osseuse liquide en vue de les analyser. Ces échantillons sont souvent prélevés en même temps sur l'os pelvien.

Aspiration et biopsie de la moelle osseuse

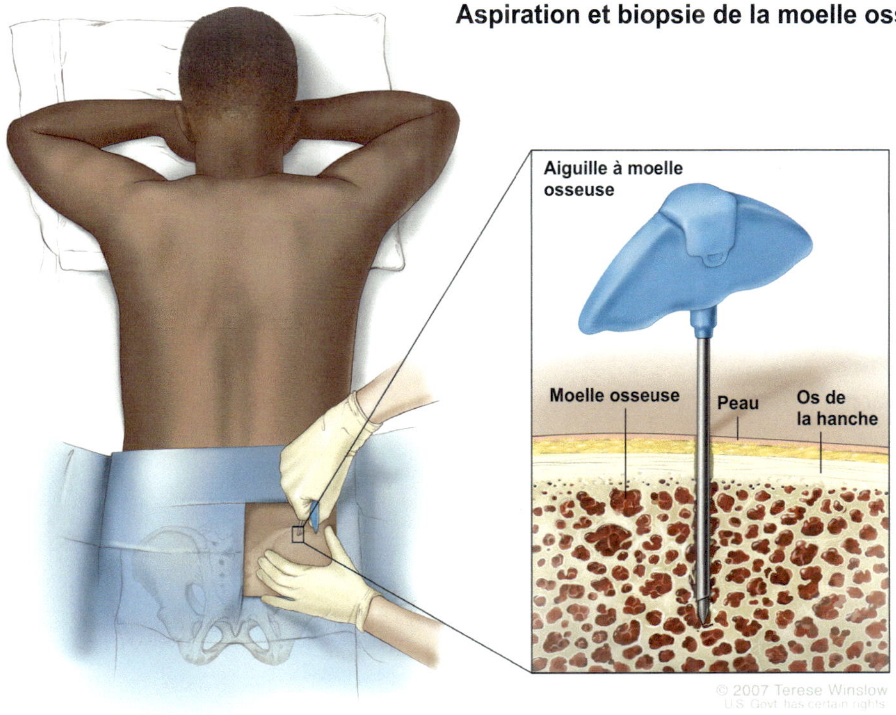

L'aiguille est ensuite insérée dans l'os pour prélever l'échantillon d'os solide. Vous ressentirez une pression et peut-être une certaine douleur pendant le prélèvement des échantillons. Par la suite, votre peau peut présenter des ecchymoses pendant quelques jours. Il existe un petit risque de saignement ou d'infection, mais ce n'est pas fréquent.

Tests de laboratoire

Une fois les échantillons de tissus prélevés, ils seront envoyés à un laboratoire pour y être analysés. Un pathologiste examinera les échantillons au microscope pour rechercher des cellules myélomateuses. Le pathologiste peut également effectuer d'autres tests sur les échantillons. Il faut souvent attendre plusieurs jours avant de connaître les résultats du test. Les tests de laboratoire qui peuvent être effectués sur les échantillons de tissus sont les suivants :

Immunohistochimie / Examen pathologique

Ce test est utilisé pour identifier le nombre et le type de cellules myélomateuses dans la moelle osseuse. Un diagnostic de myélome peut être posé lorsqu'au moins 10 % des plasmocytes (1 cellule sur 10) de l'échantillon de moelle osseuse sont des cellules myélomateuses.

Cytométrie en flux

Ce test permet d'identifier les plasmocytes anormaux dans la moelle osseuse en détectant certaines protéines caractéristiques sur la surface externe des cellules. La cytométrie en flux n'est pas toujours réalisée au moment du diagnostic, mais elle peut être effectuée après le traitement pour rechercher des traces de myélome.

FISH

Le test d'hybridation in situ par fluorescence (FISH) recherche des changements anormaux dans les chromosomes des cellules myélomateuses. Les chromosomes sont de longs brins de gènes à l'intérieur de chaque cellule qui portent l'ADN, le « mode d'emploi » de l'organisme L'identification de changements anormaux dans les chromosomes peut aider l'équipe thérapeutique à mieux comprendre le diagnostic et le pronostic, et à planifier plus précisément le traitement. Les changements anormaux comprennent des délétions et des ajouts de chromosomes, ainsi que des translocations (échanges) de parties entre les chromosomes. La FISH est l'un des facteurs importants pour déterminer si le myélome peut être considéré comme à risque standard ou à risque élevé.

Un risque élevé est associé à l'un des éléments suivants :

- Délétion d'une partie ou de la totalité du chromosome 17
- Translocation d'une partie du chromosome 4 avec une partie du chromosome 14
- Translocation entre des parties des chromosomes 14 et 16
- Translocation entre des parties des chromosomes 14 et 20
- Copies (duplication/amplification) ou délétion d'une partie du chromosome 1

"

L'espoir est un élément essentiel de la lutte contre le cancer. Si vous perdez cet espoir, vous n'aurez pas la force intérieure dont vous avez besoin pour vous battre »

Comment les changements anormaux des chromosomes affectent-ils le myélome ?

Les chromosomes sont constitués de gènes qui portent l'ADN, c'est-à-dire les instructions génétiques de l'organisme. Des changements anormaux des chromosomes peuvent perturber la fonction d'un gène. Une anomalie peut faire en sorte que les gènes fabriquent trop ou pas assez de protéines, par exemple, ce qui entraîne une maladie.

Les changements anormaux qui sont importants dans le myélome multiple sont les suivants :

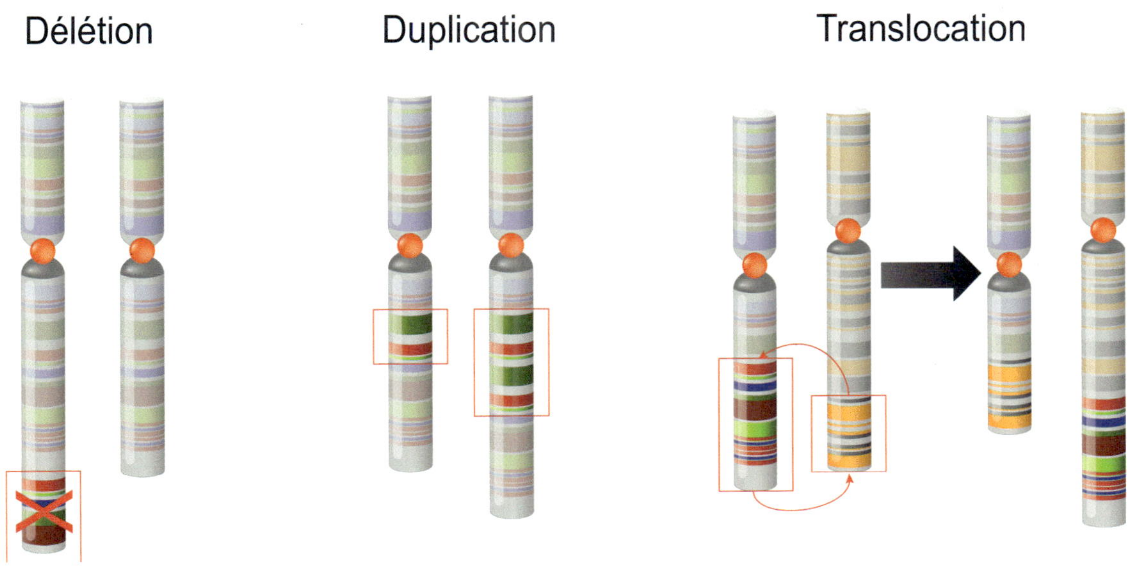

Délétion
Perte d'une partie d'un chromosome. Par exemple, une délétion de tout ou partie du chromosome 13 peut indiquer un myélome plus agressif.

Duplication/amplification
On parle de duplication lorsqu'une partie d'un chromosome est répétée. On parle d'amplification lorsque ces gènes sont dupliqués plusieurs fois. L'amplification d'une partie du chromosome 1 (1q21) est liée à un myélome plus agressif.

Translocation
On parle de translocation lorsqu'une partie d'un chromosome se détache et prend la place d'une partie d'un autre chromosome. Par exemple, une translocation entre une partie du chromosome 4 et une partie du chromosome 14 est associée à un myélome à haut risque.

Examens d'imagerie

Les examens d'imagerie prennent des photos de l'intérieur de votre corps. Ces examens sont souvent faciles à réaliser. Il vous sera demandé de ne pas manger ou boire pendant plusieurs heures avant le test. Vous devez également retirer tous les objets métalliques qui se trouvent sur votre corps.

Les machines d'imagerie sont grandes et peuvent être très bruyantes, il est donc conseillé de demander des protections auditives. Les bruits forts et étranges de la machine sont normaux. Lorsque vous êtes allongé dans l'appareil, vous pouvez avoir l'impression qu'il est très proche de votre visage. Il est conseillé de fermer les yeux et de se détendre pendant que la machine fonctionne. Informez votre prestataire de soins de santé si vous êtes claustrophobe ou si vous avez peur des espaces clos. Il se peut que l'on vous donne un léger sédatif pour vous aider à vous détendre.

Comme les cellules myélomateuses peuvent vivre dans n'importe quel os du corps, il est important que l'ensemble du corps soit scanné afin de ne pas manquer le diagnostic.

TDM à faible dose

La tomodensitométrie prend de nombreuses photos d'une partie du corps sous différents angles à l'aide de rayons X. Un ordinateur combine toutes les images pour en faire une seule image claire. La quantité de rayonnement utilisée pour ce type de TDM est bien inférieure aux doses standard d'une TDM.

Une TDM à faible dose peut être utilisée pour examiner l'ensemble du corps. Elle peut indiquer la présence ou non de lésions osseuses lytiques. Les lésions osseuses lytiques donnent l'impression que l'os a été rongé. Ces lésions peuvent provoquer des douleurs et affaiblir les os. Les lésions osseuses étant fréquentes chez les personnes atteintes de myélome multiple, un examen d'imagerie tel qu'une TDM à faible dose sur l'ensemble du corps est fortement recommandé.

TEP

Ces TEP montrent un patient avant (à gauche) et après (à droite) un traitement par cellules CAR-T pour un myélome multiple.

Image : National Cancer Institute

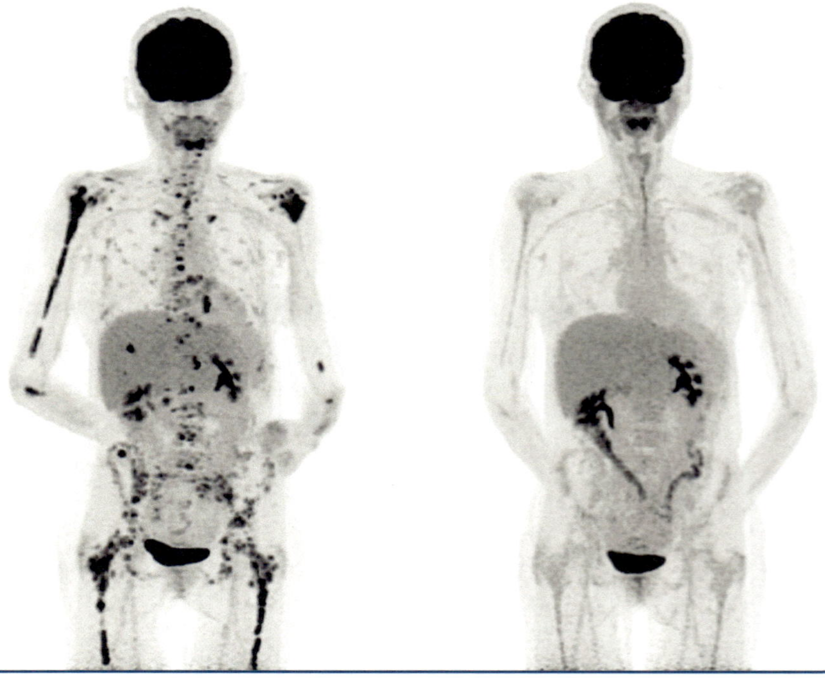

TEP/TDM

La TEP et la TDM sont deux types de tests d'imagerie. Ces tests sont souvent effectués en même temps. Lorsqu'ils sont utilisés en même temps, il s'agit d'une TEP/TDM. La TEP/TDM peut être réalisée avec un ou deux appareils, selon le centre de lutte contre le cancer.

La TEP du corps entier est très efficace pour montrer où le myélome actif est localisé dans le corps. Elle peut également aider à mettre en évidence les lésions osseuses dues au myélome.

Pour créer des images, un traceur radioactif doit d'abord être injecté dans le corps par une veine. Le traceur radioactif émet une petite quantité d'énergie qui est détectée par la TEP. Le traceur radioactif fait apparaître les cellules myélomateuses plus brillantes sur les images. Le traceur radioactif le plus couramment utilisé est le FDG. Les experts du NCCN recommandent d'utiliser le FDG lors des examens TEP/TDM.

Examen du squelette

L'examen du squelette utilise les rayons X pour prendre des photos de l'ensemble du squelette à la recherche d'os cassés ou endommagés. Les examens du squelette ont été en grande partie remplacés par les TDM, qui montrent les lésions osseuses beaucoup mieux que les radiographies ordinaires. Cependant, des radiographies du corps entier peuvent encore être effectuées dans certains centres médicaux si d'autres tests d'imagerie ne sont pas disponibles.

IRM

L'IRM utilise des ondes radio et des aimants puissants pour obtenir des images de l'intérieur du corps. Elle permet d'obtenir des images des os et de la moelle osseuse. Ce type de scanner peut révéler des zones anormales où les cellules myélomateuses ont remplacé la moelle osseuse. L'IRM est particulièrement utile pour faire la différence entre le myélome indolent et le myélome multiple. Contrairement à la TDM ou à la TEP/TDM, l'IRM n'expose pas l'individu à des radiations.

TEP/TDM

Les instruments d'imagerie, comme cet appareil de TEP/TDM, peuvent montrer ce qui se passe à l'intérieur de votre corps. Pendant la procédure, vous serez allongé sur une table qui se déplace dans le tunnel de l'appareil. Le scanner peut détecter même de petites quantités de cancer.

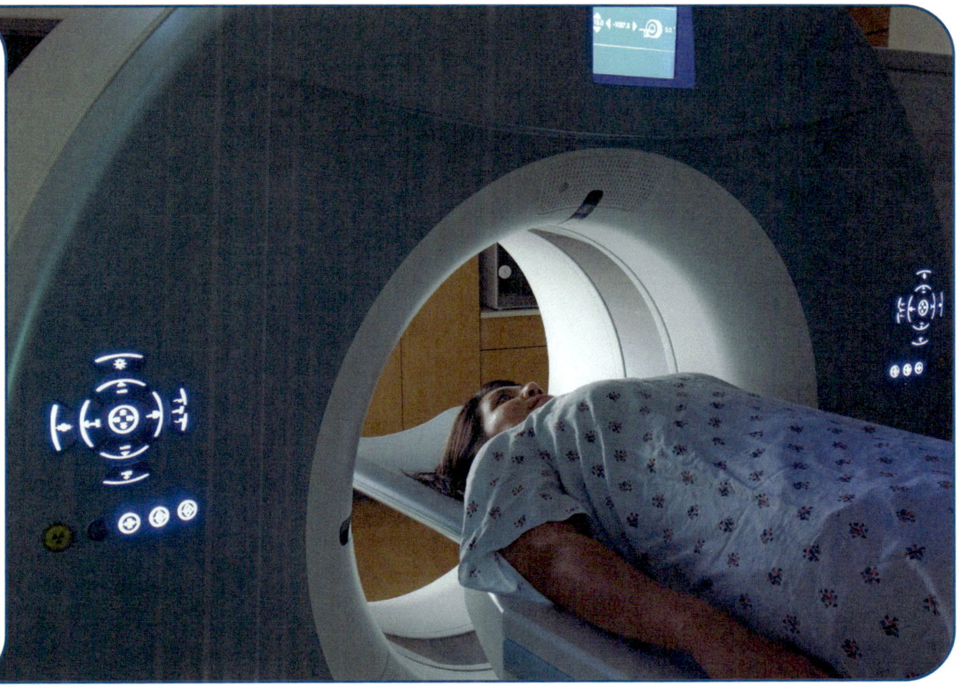

Tests spéciaux utilisés dans certains cas

Tous les tests ne sont pas nécessaires à tout le monde. Ces tests ne sont utilisés que dans certaines circonstances :

Prolifération des plasmocytes

Il s'agit d'une analyse de sang qui montre le pourcentage de cellules myélomateuses qui se divisent. Un grand nombre de cellules en division est le signe d'une croissance rapide du cancer.

Viscosité du sérum

La viscosité du sérum est une analyse de sang qui mesure l'épaisseur du sang. Une grande quantité de protéines M dans le sang peut rendre le sang très épais. Il s'agit d'une pathologie rare appelée hyperviscosité. L'hyperviscosité est associée au myélome qui produit un plus grand nombre d'immunoglobulines. Cette pathologie peut entraîner des symptômes neurologiques, des maux de tête, des troubles de la vision, des hémorragies et des lésions des reins et d'autres organes.

Échocardiogramme

Un échocardiogramme est une échographie du cœur. Il utilise des ondes sonores pour réaliser des images. Ce test est utilisé pour vérifier les battements du cœur et le pompage du sang. Un échocardiogramme est parfois nécessaire car les symptômes et les traitements du myélome multiple peuvent affecter la fonction cardiaque chez certaines personnes.

Amylose à chaînes légères

L'amyloïde est une protéine rare que l'on trouve chez les personnes dont les plasmocytes sont anormaux et fabriquent des chaînes légères anormalement pliées. L'amyloïde peut s'accumuler dans les tissus et les organes de l'ensemble du corps. L'accumulation d'amyloïde, appelée amylose, peut endommager des organes tels que le cœur et les reins. Les tests de dépistage de l'amylose à chaînes légères peuvent être effectués sur un échantillon de moelle osseuse, sur le coussinet adipeux (graisse située juste sous la peau du ventre) ou sur un organe susceptible de présenter des dépôts d'amyloïde.

Points clés

- Les tests de dépistage du cancer sont utilisés pour établir un diagnostic, planifier le traitement et vérifier l'efficacité du traitement.
- Vos antécédents médicaux et un examen physique renseignent votre médecin sur votre état de santé.
- Des analyses de sang et d'urine permettent de détecter les signes de la maladie.
- Des analyses du tissu ou du liquide de la moelle osseuse sont utilisées pour confirmer le myélome.
- Les tests d'imagerie de l'ensemble du corps peuvent révéler des lésions osseuses dues au myélome. Ces images peuvent également montrer des zones de croissance du cancer du myélome à l'extérieur des os.

3
Présentation des traitements du myélome

Il n'y a pas de traitement unique recommandé pour le myélome multiple ; il existe de nombreuses options de traitement. Vous et votre équipe de soins travaillerez ensemble pour trouver le meilleur traitement pour vous.

Traitement standard

La plupart des personnes atteintes de myélome reçoivent une combinaison de plusieurs traitements. Cependant, aucune personne atteinte de myélome ne recevra tous les traitements décrits dans ce chapitre.

Le traitement standard du myélome multiple implique souvent une association de trois médicaments, parfois appelée trithérapie. Cette combinaison comprend souvent :

- un traitement ciblé
- un immunomodulateur
- un corticostéroïde

Ce ne sont pas les seuls médicaments pour le myélome multiple. Les différents types de thérapies traitent le myélome de différentes manières. **Reportez-vous au Guide 2.** Il se peut que l'on vous donne un médicament de chimiothérapie à la place de l'immunomodulateur, par exemple.

Certaines personnes peuvent recevoir un traitement à quatre médicaments. Les personnes fragiles peuvent commencer par un traitement à deux médicaments et passer à un traitement à trois médicaments au fur et à mesure que leur état s'améliore.

Vous recevrez également un traitement pour aider à soulager les symptômes du myélome et les effets indésirables du traitement du myélome. La participation à un essai clinique d'un nouveau médicament est une autre option de traitement.

En outre, le traitement standard peut être suivi d'une greffe de cellules souches ou d'un autre traitement. Cependant, toutes les personnes atteintes de myélome ne peuvent pas bénéficier d'une greffe de cellules souches.

Voici un aperçu des médicaments utilisés pour le traitement standard, en commençant par les traitements ciblés :

Traitements ciblés

Les médicaments des traitements ciblés identifient des caractéristiques spécifiques des cellules cancéreuses pour les trouver et les attaquer. Comme ces médicaments ciblent les cellules cancéreuses, ils sont moins susceptibles d'endommager les cellules normales de l'organisme. Les deux options de traitement ciblé les plus courantes pour traiter le myélome sont les inhibiteurs du protéasome et les médicaments à base d'anticorps, mais une variété de médicaments est disponible :

- Les **inhibiteurs du protéasome** bloquent l'action de certaines protéines (protéasomes) qui permettent aux cellules myélomateuses de survivre.
- Les **anticorps monoclonaux** sont des anticorps artificiels qui se fixent sur les protéines des cellules cancéreuses. Les anticorps monoclonaux invitent d'autres cellules immunitaires à attaquer les cellules cancéreuses.
- Le **traitement par cellules CAR-T** est un traitement fabriqué à partir de vos propres cellules T. Une cellule T est un type de globule blanc qui chasse et détruit les cellules cancéreuses, les cellules infectées et les autres cellules endommagées. Le traitement par cellules CAR-T reprogramme vos cellules T naturelles afin d'améliorer leur capacité à reconnaître et à cibler les cellules cancéreuses.
- Les **inhibiteurs à petites molécules** sont des médicaments dont les molécules sont si petites qu'elles peuvent pénétrer à l'intérieur des cellules cancéreuses. Une fois à l'intérieur, une petite molécule inhibitrice cible des protéines ou d'autres molécules qui provoquent la mort de la cellule cancéreuse.

- Les **inhibiteurs de l'exportation nucléaire** empêchent les protéines de quitter le noyau des cellules cancéreuses, ce qui les empêche de fonctionner.
- Les **anticorps bispécifiques** sont des médicaments qui visent deux cibles. Un anticorps bispécifique se fixe à la fois aux cellules T et aux cellules myélomateuses, réunissant les cellules de sorte que les cellules T attaquent les cellules myélomateuses.

Effets indésirables des traitements ciblés

Un effet indésirable est un état physique ou émotionnel malsain ou désagréable causé par un traitement. Chaque traitement du myélome peut entraîner des effets indésirables.

Les effets indésirables courants des médicaments des traitements ciblés sont la somnolence, la faiblesse, les maux de tête, les frissons, la perte d'appétit, les nausées, les vomissements, la diarrhée, la constipation et la fatigue.

Certains traitements ciblés peuvent également abaisser le niveau de minéraux importants dans l'organisme.

Ces médicaments peuvent également réduire le nombre de globules rouges, de globules blancs ou de plaquettes. Un faible nombre de globules blancs peut augmenter le risque d'infection. Une faible numération plaquettaire peut augmenter le risque d'ecchymoses et de saignements. Les autres effets indésirables courants sont les caillots sanguins, l'essoufflement, les éruptions cutanées, le rhume, les douleurs musculaires, les problèmes cardiaques et l'engourdissement ou les picotements dans les mains ou les pieds (appelés neuropathie périphérique).

Les réactions au traitement diffèrent d'une personne à l'autre. Certaines personnes ont beaucoup d'effets indésirables alors que d'autres en ont peu. Certains effets indésirables peuvent être très graves, tandis que d'autres peuvent être désagréables mais sans gravité. La plupart des effets indésirables apparaissent peu après le début du traitement et disparaissent après la fin du traitement. D'autres effets indésirables sont à long terme ou peuvent apparaître des années plus tard.

Comment fonctionne le traitement ciblé : exemple

Les médicaments des traitements ciblés agissent de différentes manières. L'un des moyens consiste à bloquer un processus qui maintient la cellule myélomateuse en vie. Dans ce processus, les protéasomes éliminent les déchets protéiques dans les cellules du myélome. Mais un médicament ciblé peut empêcher les protéasomes de réaliser ce processus. Si les protéasomes sont arrêtés, les déchets protéiques s'accumulent à l'intérieur des cellules. Les cellules myélomateuses finissent par être surchargées de déchets protéiques et sont détruites.

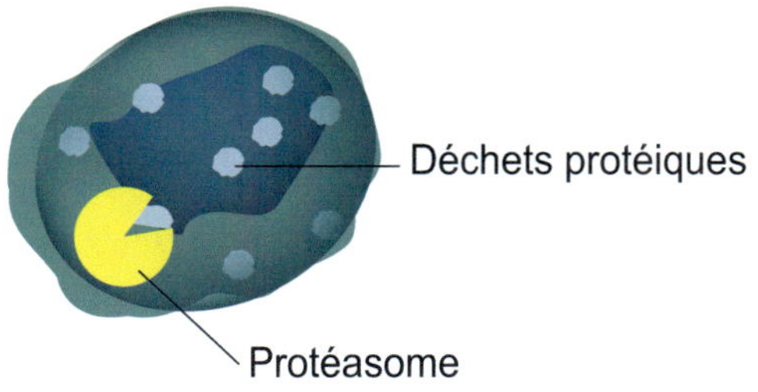

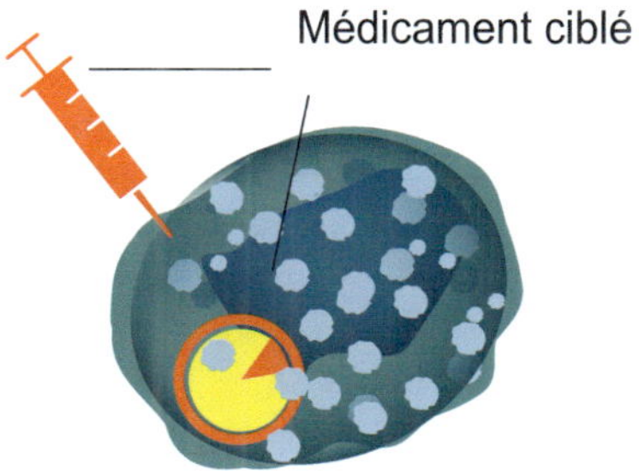

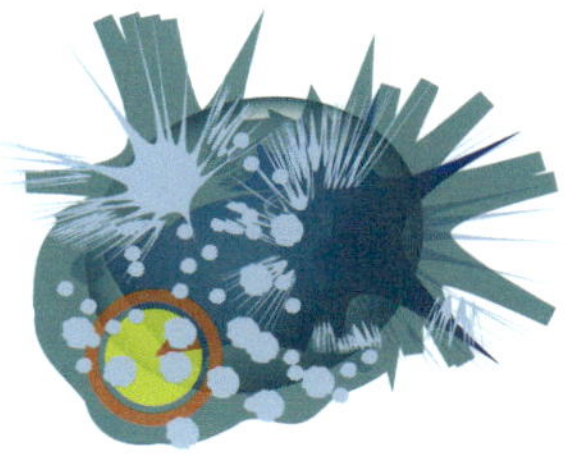

Guide 2
Médicaments pour le myélome multiple

Nom de marque	Nom générique	Type de traitement
Abecma	idécabtagene vicleucel	traitement par cellules CAR-T
Adriamycin	hydroxydaunorubicine	chimiothérapie
Alkeran	melphalan	chimiothérapie
Bendeka	bendamustine	chimiothérapie
Carvykti	ciltacabtagene autoleucel	traitement par cellules CAR-T
Cytoxan	cyclophosphamide	chimiothérapie
Darzalex	daratumumab	anticorps monoclonal
Darzalex Faspro	daratumumab et hyaluronidase-fihj	anticorps monoclonal
Décadron	dexaméthasone	stéroïde
Deltasone	prednisone	stéroïde
Doxil	doxorubicine liposomale	chimiothérapie
Empliciti	élotuzumab	anticorps monoclonal
Etopophos	étoposide	chimiothérapie
Kyprolis	carfilzomib	inhibiteur du protéasome
Ninlaro	ixazomib	inhibiteur du protéasome
Platinol	cisplatine	chimiothérapie
Pomalyst	pomalidomide	immunomodulateur
Revlimid	lénalidomide	immunomodulateur
Sarclisa	isatuximab-irfc	anticorps monoclonal
Tecvayli	teclistamab-cqyv	anticorps monoclonal
Thalomid	thalidomide	immunomodulateur
Treanda	bendamustine	chimiothérapie
Velcade	bortézomib	inhibiteur du protéasome
Venclexta	vénétoclax	inhibiteur à petites molécules
Xpovio	sélinexor	inhibiteur de l'exportation nucléaire

Les effets indésirables du traitement du myélome dépendent du médicament et de la dose. Certains des effets indésirables sont causés par plusieurs médicaments mais diffèrent dans leur probabilité d'apparition. D'autres effets indésirables sont causés par un seul type de médicament. Par exemple, les effets indésirables du traitement par cellules CAR-T comprennent des maux de tête, de la confusion, des crises d'épilepsie et une maladie dangereuse appelée syndrome de libération de cytokines. Les effets indésirables de cette maladie sont la fièvre, les frissons, les nausées, les maux de tête, l'accélération du rythme cardiaque, l'hypotension artérielle et les difficultés respiratoires.

Tous les effets indésirables des différents traitements ciblés ne sont pas répertoriés ici. N'oubliez pas de demander à votre équipe thérapeutique une liste complète des effets indésirables courants et rares. Si un effet indésirable vous gêne, parlez-en à un membre de l'équipe thérapeutique. Il existe peut-être des moyens de vous soulager. Des moyens d'éviter certains effets indésirables sont également disponibles.

Immunomodulateurs

Les immunomodulateurs sont un type d'immunothérapie. L'immunothérapie utilise le système immunitaire de votre corps (votre défense naturelle contre les infections et les maladies) pour lutter contre le cancer. Les immunomodulateurs incitent certaines parties du système immunitaire à trouver et à attaquer les cellules cancéreuses.

L'immunothérapie traite les cellules cancéreuses dans tout le corps. Le traitement qui affecte l'ensemble du corps est appelé traitement systémique.

Les immunomodulateurs sont des médicaments oraux qui sont souvent prescrits pendant plusieurs mois, voire plusieurs années.

Effets indésirables des immunomodulateurs

Les immunomodulateurs peuvent entraîner une somnolence, une fatigue, une constipation, des éruptions cutanées, une diminution du nombre de cellules sanguines, la formation de caillots sanguins graves et une neuropathie périphérique. Les immunomodulateurs peuvent également entraîner des malformations congénitales ; il faut donc éviter de concevoir si vous en prenez ou si votre partenaire en prend. Les effets indésirables sont plus fréquents avec la thalidomide qu'avec les autres immunomodulateurs.

Stéroïdes

Les corticostéroïdes (souvent appelés stéroïdes) sont utilisés pour soulager le gonflement et l'inflammation. Certains stéroïdes ont également des effets anticancéreux. Les stéroïdes peuvent être utilisés seuls pour traiter le myélome ou être associés à une chimiothérapie, à un traitement ciblé ou aux deux. Les stéroïdes peuvent être administrés sous forme de pilule, de liquide ou d'injection IV.

Effets indésirables des stéroïdes

Les effets indésirables courants des stéroïdes sont la sensation de faim, les troubles du sommeil, la cicatrisation lente des plaies, les maux d'estomac et le gonflement des chevilles, des pieds et des mains. Les stéroïdes peuvent également augmenter de manière significative le taux de sucre dans le sang. Les stéroïdes rendent certaines personnes irritables et grincheuses. Les changements d'humeur peuvent survenir d'un jour à l'autre.

La plupart des effets indésirables des stéroïdes disparaissent après l'arrêt du traitement. Utilisés pendant une longue période, les stéroïdes peuvent entraîner une fragilisation des os, un amincissement de la peau, une prise de poids, une faiblesse musculaire et un risque accru de diabète, de cataracte, d'ulcères et d'infections.

Chimiothérapie

La chimiothérapie (ou chimio) est un traitement médicamenteux visant à détruire les cellules cancéreuses. La chimiothérapie est un traitement systémique (corps entier) qui tue les cellules à croissance rapide dans tout le corps. Les cellules cancéreuses sont des cellules à croissance rapide, mais certaines cellules normales le sont également.

Les différents types de médicaments de chimiothérapie agissent de différentes manières pour tuer les cellules cancéreuses ou empêcher la formation de nouvelles cellules. De nombreux médicaments de chimiothérapie sont des liquides qui sont lentement injectés dans une veine (perfusion IV). Certains sont des pilules à avaler. Les médicaments circulent dans la circulation sanguine pour traiter le cancer dans tout le corps.

La chimiothérapie est administrée par cycles. Chaque cycle comporte des jours de traitement suivis de jours de repos. Cela permet à l'organisme de récupérer avant le cycle de traitement suivant. La durée des cycles varie en fonction des médicaments utilisés. Souvent, les cycles durent 14, 21 ou 28 jours. Le nombre de jours de traitement par cycle et le nombre total de cycles varient également en fonction de la chimiothérapie utilisée.

Effets indésirables de la chimiothérapie

Comme pour les autres thérapies, les effets indésirables de la chimiothérapie dépendent de nombreux facteurs. Parmi ceux-ci figurent le médicament, la dose et la personne. En général, les effets indésirables sont causés par la mort de cellules à croissance rapide, que l'on trouve dans les intestins, la bouche et le sang. Certains médicaments de chimiothérapie peuvent également endommager la moelle osseuse.

Les effets indésirables courants de la chimiothérapie sont les nausées, les vomissements, la diarrhée, les plaies buccales, la perte d'appétit, la perte de cheveux et la diminution du nombre de cellules sanguines. Il est également fréquent de se sentir très fatigué ou faible.

Tous les effets indésirables de la chimiothérapie ne sont pas répertoriés ici. N'oubliez pas de demander à votre équipe thérapeutique une liste complète des effets indésirables courants et rares. Si un effet indésirable vous gêne, parlez-en à un membre de l'équipe thérapeutique. Il existe peut-être des moyens de vous soulager. Des moyens d'éviter certains effets indésirables sont également disponibles.

Recherchez un cancérologue, un centre de lutte contre le cancer ou un hôpital expérimenté dans le traitement des personnes atteintes de myélome multiple.

« Soyez votre propre défenseur. Parlez à quelqu'un qui a vécu la même chose que vous. Posez beaucoup de questions, même celles que vous avez peur de poser. Vous devez vous protéger et vous assurer que vous prenez les meilleures décisions pour vous, et que vous obtenez les meilleurs soins pour votre situation particulière. »

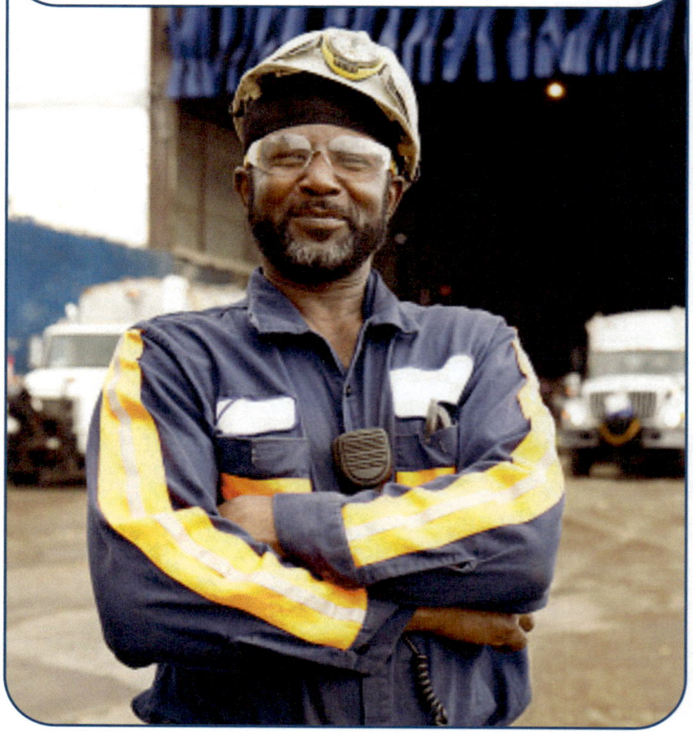

Greffe de cellules souches

Le cancer et ses traitements, surtout lorsqu'ils sont administrés à fortes doses, peuvent endommager et détruire les cellules de la moelle osseuse. Une greffe de cellules souches remplace les cellules endommagées ou détruites par des cellules souches saines. On parle également de sauvetage de cellules souches ou de greffe de moelle osseuse. (Ce n'est pas comme une greffe de cœur ou de poumon. Les cellules de sauvetage sont simplement administrées par perfusion intraveineuse.)

Une greffe de cellules souches comprend une chimiothérapie puissante pour détruire les cellules cancéreuses de la moelle osseuse. Les cellules saines de la moelle osseuse qui ont été éliminées au cours du processus sont ensuite restaurées avec des cellules souches saines. Les cellules souches peuvent se transformer en tous les types de cellules sanguines matures. Dans une greffe de cellules souches, les cellules souches produisent de nouvelles cellules sanguines et de la moelle osseuse au fil du temps.

Il existe deux types principaux de greffes de cellules souches. Une greffe autologue de cellules souches utilise vos propres cellules souches sanguines pour régénérer la moelle osseuse. Une greffe allogénique de cellules souches utilise des cellules souches sanguines provenant

Greffe autologue de cellules souches

Tout d'abord, les cellules souches sont prélevées (récoltées) dans le sang ou la moelle osseuse du patient.

Ensuite, les cellules souches prélevées sont concentrées et congelées pour être conservées. Pendant ce temps, le patient reçoit une chimiothérapie à haute dose pour détruire les cellules myélomateuses présentes dans la moelle osseuse.

Enfin, les cellules souches sont restituées (transfusées) au patient, où elles produiront de nouvelles cellules saines dans la moelle osseuse.

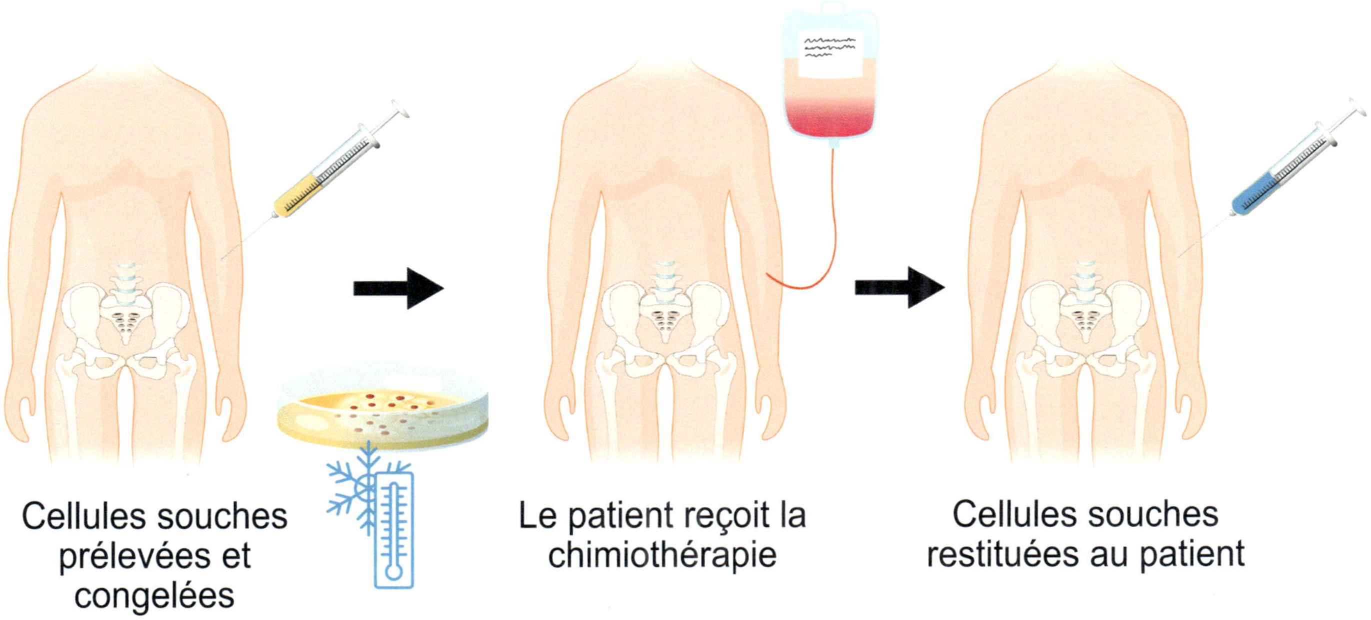

d'une autre personne (donneur). Les greffes de cellules souches allogéniques sont beaucoup plus risquées et ne sont aujourd'hui administrées qu'aux personnes atteintes de myélome multiple dans le cadre d'essais cliniques.

Les greffes de cellules souches autologues sont un traitement courant du myélome multiple, mais elles ne conviennent pas à tout le monde. Une greffe de cellules souches est un traitement intense. Les médecins prennent en compte de nombreux facteurs lorsqu'ils décident qui bénéficiera de cette procédure. Parmi ces facteurs figurent votre condition physique, votre état de santé, la fonction de vos organes vitaux, le stade du cancer, les traitements antérieurs, les autres conditions médicales, les soins de soutien disponibles et d'autres facteurs, y compris vos souhaits.

Une greffe de cellules souches n'est généralement effectuée qu'après un traitement standard. Dans certains centres, les personnes peuvent recevoir une greffe autologue en ambulatoire, sans passer la nuit sur place.

Certaines personnes qui ne peuvent pas bénéficier d'une greffe de cellules souches dans un premier temps peuvent en bénéficier si leur état s'améliore après le traitement initial. Veillez à en discuter avec votre équipe soignante ou votre spécialiste de la greffe de cellules souches.

Voici une description étape par étape d'une greffe autologue de cellules souches :

Prélèvement des cellules souches

La première étape d'une greffe autologue de cellules souches consiste à collecter les cellules souches du sang. Pour le traitement du myélome, les cellules souches sanguines sont généralement prélevées dans la circulation sanguine. Plusieurs séances peuvent être nécessaires pour obtenir suffisamment de cellules souches sanguines. Il est possible que vous receviez au préalable des injections de facteurs de croissance pour augmenter la quantité de cellules souches dans votre sang et votre moelle osseuse.

Votre médecin ou votre équipe soignante peut vous recommander de prélever des cellules souches en vue d'une greffe immédiate, ainsi que des cellules supplémentaires en vue d'une greffe future si votre myélome réapparaît.

Chimiothérapie à haute dose

L'étape suivante est une chimiothérapie à haute dose. Cette chimiothérapie est administrée pour détruire les cellules myélomateuses présentes dans la moelle osseuse. Mais elle détruit également les cellules normales de la moelle osseuse. Cela affaiblit considérablement votre système immunitaire et vous rend très vulnérable aux infections. Il se peut que vous deviez rester dans une « salle blanche » spéciale à l'hôpital, recevoir des antibiotiques ou prendre d'autres précautions pour éviter les infections au cours des prochaines semaines.

Remplacement les cellules souches

Un jour ou deux après la chimiothérapie, vos cellules souches sanguines seront réinjectées dans votre corps par le biais d'une transfusion. Une transfusion est une injection lente de produits sanguins dans une grosse veine. Ce processus peut durer plusieurs heures.

Les cellules souches transplantées finiront par se rendre dans votre moelle osseuse et commenceront à s'y développer. C'est ce qu'on appelle la prise de greffe. Selon le type de greffe, il faut en général 2 à 4 semaines pour que la moelle osseuse et les cellules sanguines reviennent à des niveaux minimaux de sécurité. Dans ce laps de temps, vous n'aurez pas ou peu de défenses immunitaires. Il peut s'écouler quelques semaines ou quelques mois avant que les cellules sanguines ne se rétablissent complètement et que le système immunitaire ne revienne à la normale.

Effets indésirables de la greffe de cellules souches

La chimiothérapie à haute dose peut entraîner des nausées, des vomissements, des diarrhées, une perte de cheveux et des plaies buccales. Vous vous sentirez probablement fatigué et faible après la greffe et en attendant que les nouvelles cellules souches sanguines se développent dans la moelle osseuse. Cette sensation de faiblesse et de désagrément peut également durer plusieurs semaines après votre retour à la maison.

La greffe autologue de cellules souches est le type de greffe le plus courant pour le myélome multiple actif. Mais ce n'est pas considéré comme un remède car le myélome peut réapparaître (rechute) même après de longues périodes de contrôle de la maladie (rémission). Une deuxième greffe de cellules souches peut être possible pour certaines personnes qui ont été en rémission pendant au moins 2 ans ou plus.

Radiothérapie

La radiothérapie est un type de traitement local. Le traitement local traite les cellules cancéreuses uniquement dans une zone spécifique du corps. Dans le cas du myélome, la radiothérapie est le plus souvent utilisée pour traiter une zone douloureuse de lésions osseuses ou un plasmocytome qui provoque des douleurs. La radiothérapie est parfois utilisée comme seul traitement pour un plasmocytome solitaire (une masse unique de cellules myélomateuses).

La radiothérapie fait appel à une grosse machine qui envoie des rayons à haute énergie sur une zone spécifique. Les rayons endommagent les gènes des cellules cancéreuses. Cela permet de tuer les cellules cancéreuses ou d'empêcher la formation de nouvelles cellules cancéreuses. La radiothérapie nécessite généralement une série de traitements sur plusieurs jours ou semaines.

Effets indésirables de la radiothérapie

Les effets indésirables de la radiothérapie varient d'une personne à l'autre. Les effets indésirables peuvent ne pas se manifester lors des premières visites. Au fil du temps, vous pouvez avoir des nausées ou des diarrhées. Il est possible que vous perdiez l'appétit et même du poids pendant le traitement. Les patients ressentent souvent une fatigue qui commence après la fin du traitement et qui peut durer plusieurs semaines. D'autres effets indésirables surviennent dans les zones traitées, tels que la rougeur de la peau ou la perte de cheveux.

Chirurgie

La chirurgie est une opération visant à enlever ou à réparer une partie du corps. La chirurgie peut être utilisée pour retirer un plasmocytome solitaire situé à l'extérieur de l'os s'il provoque des symptômes et ne peut pas être traité uniquement par radiothérapie. La chirurgie est rarement utilisée pour traiter le myélome multiple, mais elle peut être utilisée pour réparer des fractures osseuses ou stabiliser une fracture des vertèbres qui peut affecter la moelle épinière.

Effets indésirables de la chirurgie

Vous pouvez ressentir de la faiblesse, de la fatigue ou des douleurs après l'opération. D'autres effets indésirables courants sont les gonflements et les cicatrices chirurgicales. Des infections peuvent survenir occasionnellement.

Essais cliniques

Un essai clinique est un type d'étude de recherche médicale. Après avoir été développées et testées en laboratoire, les nouvelles méthodes potentielles de lutte contre le cancer doivent être étudiées sur des patients. S'il s'avère sûr et efficace lors d'un essai clinique, un médicament, un dispositif ou une approche thérapeutique peut être approuvé par le secrétariat des États-Unis aux produits alimentaires et pharmaceutiques, la Food and Drug Administration (FDA).

Toute personne atteinte d'un cancer doit examiner attentivement toutes les options de traitement disponibles pour son type de cancer, y compris les traitements standard et les essais cliniques. Demandez à votre médecin si un essai clinique peut être utile dans votre cas.

Phases

La plupart des essais cliniques sur le cancer sont axés sur le traitement. Les essais de traitement se déroulent en plusieurs phases.

- Les essais de **phase I** étudient la dose, l'innocuité et les effets indésirables d'un médicament expérimental ou d'une approche thérapeutique. Ils recherchent également les premiers signes indiquant que le médicament ou l'approche est utile.
- Les essais de **phase II** étudient l'efficacité du médicament ou de l'approche contre un type spécifique de cancer.
- Les essais de **phase III** testent le médicament ou l'approche par rapport à un traitement standard. Si les résultats sont bons, il peut être approuvé par la FDA.
- Les essais de **phase IV** étudient l'innocuité et les bénéfices à long terme d'un traitement approuvé par la FDA.

Qui peut participer ?

Chaque essai clinique comporte des règles d'admission, appelées critères d'éligibilité. Ces règles peuvent porter sur l'âge, le type et le stade du cancer, les antécédents de traitement ou l'état de santé général. Ces exigences permettent de s'assurer que les participants sont semblables sur certains points et que l'essai est aussi sûr que possible pour les participants.

Consentement éclairé

Les essais cliniques sont gérés par un groupe d'experts appelé équipe de recherche. L'équipe de recherche examine avec vous les détails de l'étude, y compris son objectif et les risques et avantages de votre participation. Toutes ces informations sont également fournies dans un formulaire de consentement éclairé. Lisez attentivement le formulaire et posez des questions avant de le signer. Prenez le temps d'en discuter avec votre famille, vos amis ou d'autres personnes de confiance.

N'oubliez pas que votre participation à l'essai clinique est volontaire, ce qui signifie que vous pouvez à tout moment quitter l'essai clinique et chercher un traitement en dehors de celui-ci.

Trouver un essai clinique

Aux États-Unis

Centres de lutte contre le cancer du NCCN
NCCN.org/cancercenters

The National Cancer Institute (NCI)
cancer.gov/about-cancer/treatment/clinical-trials/search

Hors États-Unis

The U.S. National Library of Medicine (NLM)
clinicaltrials.gov

Besoin d'aide pour trouver un essai clinique ?

Service d'information sur le cancer (CIS) du NCI
+1.800.4.CANCER (+1.800.422.6237)
cancer.gov/contact

Lancez le sujet

N'attendez pas que votre médecin vous parle des essais cliniques. Lancez le sujet et renseignez-vous sur toutes les options de traitement. Si vous trouvez une étude à laquelle vous pourriez être éligible, demandez à votre équipe thérapeutique si vous remplissez les conditions requises. Si vous avez déjà commencé un traitement standard, il se peut que vous ne soyez pas éligible à certains essais cliniques. Essayez de ne pas vous décourager si vous ne pouvez pas y participer. De nouveaux essais cliniques sont disponibles régulièrement.

« Sans les essais cliniques, notre traitement ne changerait pas. Il resterait toujours la même. Certains affirment que les essais cliniques permettent de recevoir aujourd'hui le traitement le plus efficace de demain. »

Questions fréquemment posées

Les essais cliniques font l'objet de nombreux mythes et idées reçues. De nombreuses personnes atteintes de cancer ne comprennent pas bien les avantages et les risques.

Vais-je recevoir un placebo ?
Les placebos (versions inactives de vrais médicaments) ne sont presque jamais utilisés seuls dans les essais cliniques sur le cancer. Il est courant de recevoir soit un placebo avec un traitement standard, soit un nouveau médicament avec un traitement standard. Si un placebo fait partie d'un essai clinique, vous en serez informé(e), verbalement et par écrit, avant votre participation.

Les essais cliniques sont-ils gratuits ?
La participation à un essai clinique est gratuite. Le promoteur de l'étude paie les coûts liés à la recherche, y compris le médicament à l'étude. Vous pouvez cependant avoir des coûts indirectement liés à l'essai, comme le coût du transport ou de la garde des enfants en raison de rendez-vous supplémentaires. Pendant l'essai, vous continuerez à recevoir les soins anticancéreux habituels. Ces soins sont facturés et souvent couverts par l'assurance maladie. Vous êtes responsable du ticket modérateur et de tous les coûts de ces soins qui ne sont pas couverts par votre assurance.

Traitement d'appoint et soins de soutien

Un traitement d'appoint est un autre traitement administré en même temps que le traitement principal du cancer. Un traitement d'appoint est administré pour aider le traitement principal en améliorant son innocuité ou son efficacité.

Dans le cas du myélome, le traitement d'appoint comprend également des soins de soutien. Les soins de soutien aident à gérer les symptômes du myélome et les effets indésirables du traitement du myélome. Des soins de soutien sont disponibles à tous les stades du myélome. Il s'agit d'un élément important de votre traitement global.

Voici quelques moyens de traiter les problèmes de santé causés par le myélome et le traitement du myélome :

Réduire les lésions osseuses

Le myélome multiple affaiblit et détruit souvent les os, une maladie appelée ostéoporose. Cela peut entraîner des problèmes tels que des douleurs osseuses, des fractures et une compression de la colonne vertébrale. Des médicaments sont disponibles pour aider à renforcer les os et à réduire le risque de problèmes osseux, tels que les fractures.

Les bisphosphonates sont un type de médicament qui peut améliorer la santé des os. Les bisphosphonates atténuent les douleurs osseuses et aident à ralentir la destruction des os causée par les cellules myélomateuses. Ils sont administrés sous forme de liquide injecté dans une veine (perfusion IV). Les bisphosphonates couramment utilisés dans le cadre du traitement du myélome multiple comprennent le pamidronate disodique (Aredia) et l'acide zolédronique (Zometa). Un autre type de médicament appelé denosumab (Xgeva) peut également aider à prévenir de graves problèmes osseux chez les personnes atteintes de myélome multiple. Le denosumab est administré sous forme de piqûre (injection) sous la peau toutes les 4 semaines.

Les experts du NCCN recommandent d'administrer des bisphosphonates ou du denosumab à toute personne recevant un traitement primaire pour un myélome. Le denosumab est un meilleur choix que les bisphosphonates pour les personnes dont les reins ne fonctionnent pas très bien.

Les bisphosphonates et le denosumab peuvent provoquer des effets indésirables tels que la pourriture de l'os de la mâchoire (ostéonécrose). Il est donc très important de consulter votre dentiste avant d'entreprendre ce type de traitement. Il est également très important d'avoir de bons soins dentaires avant et pendant le traitement avec ces médicaments.

Pour aider à prévenir ou à traiter une fracture osseuse, vous pouvez être orienté vers un chirurgien orthopédique. Les chirurgiens peuvent prévenir les fractures osseuses en plaçant une tige pour soutenir l'os et le maintenir en place. La chirurgie peut également être utilisée pour traiter les fractures des os de la colonne vertébrale (vertèbres).

Deux procédures similaires peuvent être utilisées : la vertébroplastie et la kyphoplastie.

Vertébroplastie
La vertébroplastie est utilisée pour traiter les fractures par tassement des vertèbres. Une fracture par tassement est une rupture d'une vertèbre causée par l'effondrement des os de la colonne vertébrale. Cette opération consiste à injecter un type de ciment dans la vertèbre. Le ciment soutient et renforce les os pour soulager la douleur et les maintenir en place.

Kyphoplastie
La kyphoplastie est également utilisée pour traiter les fractures par tassement des vertèbres. Il s'agit d'un dispositif en forme de ballon qui est placé dans la vertèbre fracturée et qui est ensuite gonflé. Cela permet d'écarter les vertèbres afin de rétablir la forme et la hauteur normales de la colonne vertébrale. Le ballon est ensuite retiré et un type de ciment est injecté pour soutenir les vertèbres et les maintenir en place.

Les lésions osseuses peuvent être douloureuses. La radiothérapie peut être utilisée pour traiter cette douleur.

Réduire les lésions rénales

Les cellules myélomateuses provoquent la libération de calcium de l'os dans la circulation sanguine. Un taux élevé de calcium dans le sang est dangereux pour les reins. Dans ce cas, vous serez traité avec des fluides IV et d'autres médicaments pour aider vos reins à éliminer le calcium.

Des niveaux très élevés de protéines M peuvent rendre le sang très épais. C'est ce qu'on appelle l'hyperviscosité. Un sang très épais peut endommager les reins et d'autres organes. L'hyperviscosité peut être traitée par un procédé appelé plasmaphérèse. Ce traitement consiste à filtrer le sang à l'aide d'une machine afin d'éliminer les protéines M.

Des niveaux élevés de protéines M anormales, y compris les chaînes légères, peuvent également endommager les reins. Les chaînes légères libres se combinent avec une autre protéine dans les reins. Les chaînes légères deviennent alors trop grosses pour passer dans les reins. Ce blocage est appelé myélome rénal. Un traitement rapide du myélome est nécessaire pour éviter des lésions rénales permanentes.

Pour prévenir l'insuffisance rénale, votre médecin peut vous recommander de rester hydraté. Cela signifie qu'il faut boire beaucoup de liquides, en particulier de l'eau. On vous demandera également d'éviter certains médicaments comme les AINS (tels que l'ibuprofène et le naproxène) et les produits de contraste IV, qui sont souvent administrés avant un examen d'imagerie. Votre médecin vous surveillera de près pour détecter tout signe d'atteinte rénale, en particulier si vous prenez des bisphosphonates pendant une longue période.

Traiter l'anémie

Les cellules myélomateuses peuvent supplanter les cellules sanguines normales dans la moelle osseuse. Cela peut provoquer une anémie, c'est-à-dire un nombre trop faible de globules rouges. Le traitement du myélome permet d'améliorer l'anémie. Parfois, l'anémie peut être traitée avec un médicament appelé érythropoïétine. L'érythropoïétine aide la moelle osseuse à produire davantage de globules rouges.

Votre médecin mesurera votre taux de cellules sanguines à différents moments de votre traitement. Vous pouvez également subir un test de « typage et dépistage » pour vérifier que vos globules rouges ne réagiront pas au sang d'un donneur lors d'une transfusion. Ce test doit également être effectué avant de recevoir un traitement par le daratumumab.

Pour en savoir plus sur l'anémie rendez-vous sur NCCN.org/patientguidelines et sur l'application NCCN Patient Guides for Cancer.

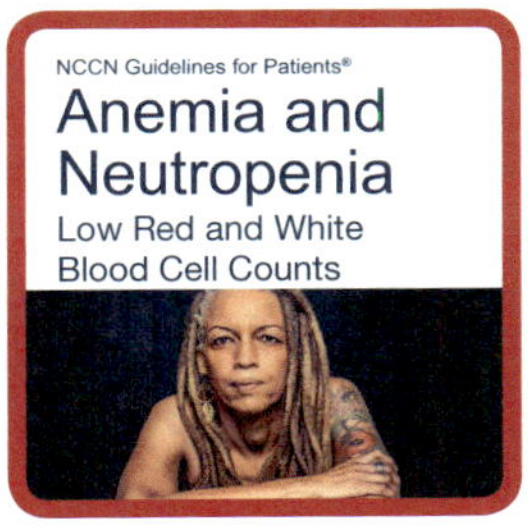

Éviter les infections

Le myélome et certains traitements du myélome peuvent augmenter le risque d'infection. Mais le risque d'infection peut être considérablement réduit grâce aux vaccins contre la pneumonie et la grippe, deux infections que les personnes atteintes de myélome contractent souvent.

Une autre infection est le zona, qui provoque une éruption cutanée douloureuse. Le zona peut être un effet secondaire du bortézomib, du carfilzomib, de l'ixazomib et du daratumumab. Si vous recevez ces traitements contre le myélome, il se peut que l'on vous administre également des pilules ou des injections pour prévenir l'apparition du zona.

Si votre taux d'immunoglobulines est faible, vous pouvez recevoir des immunoglobulines intraveineuses pour prévenir des infections fréquentes et graves.

Prévenir l'apparition des caillots sanguins

Les personnes atteintes de myélome ont un risque beaucoup plus élevé de formation de caillots sanguins, en particulier au cours des six premiers mois suivant le diagnostic de myélome. Un caillot sanguin qui se déplace vers les poumons, le cœur ou le cerveau peut être dangereux, voire mortel.

Certains médicaments utilisés pour traiter le myélome, en particulier les médicaments immunomodulateurs comme la thalidomide, la lénalidomide, la pomalidomide et le carfilzomib, sont plus susceptibles de provoquer des caillots sanguins. Si ces médicaments sont utilisés, il se peut que vous ayez également besoin d'un traitement pour éviter la coagulation avec des anticoagulants ou des antiplaquettaires.

Les anticoagulants sont des médicaments qui fluidifient le sang afin de réduire le risque de formation de caillots sanguins. Les experts du NCCN recommandent de prendre des anticoagulants ou de l'aspirine (un médicament antiplaquettaire) pendant le traitement du myélome, en fonction du risque de coagulation. Il s'agit d'une décision complexe qui doit comparer les risques de coagulation et les risques de saignement, les deux pouvant survenir en même temps chez les personnes atteintes de myélome.

N'oubliez pas de parler à votre équipe soignante de la prévention des caillots sanguins avant de prendre un nouveau médicament, même un médicament comme l'aspirine.

Lutter contre la fatigue

La fatigue est un problème courant chez les personnes atteintes de myélome multiple. La fatigue est présente malgré un sommeil suffisant. La fatigue peut être due à votre cancer, à votre traitement ou à un autre problème médical. Apprendre à économiser l'énergie peut s'avérer utile.

L'exercice physique peut également réduire la fatigue. De plus, l'exercice est essentiel pour rester en bonne santé. Si vous avez besoin d'aide, demandez à être orienté vers une physiothérapie. Presque toutes les personnes atteintes de myélome peuvent faire de l'exercice.

Réduire l'anxiété et la dépression

L'anxiété et la dépression sont très fréquentes chez les personnes atteintes d'un cancer. Ces émotions peuvent être accablantes. Elles peuvent vous laisser un sentiment d'impuissance et vous empêcher de prendre part à votre vie quotidienne.

Les médicaments, la thérapie par la parole et l'exercice physique sont des moyens d'atténuer ces symptômes. Vous ne devez pas ignorer ces sentiments. Si vous vous sentez déprimé ou anxieux, n'hésitez pas à demander de l'aide à votre équipe thérapeutique. Votre équipe thérapeutique peut vous recommander de consulter un thérapeute ou un professionnel de la santé mentale pour vous aider à faire face à ces symptômes.

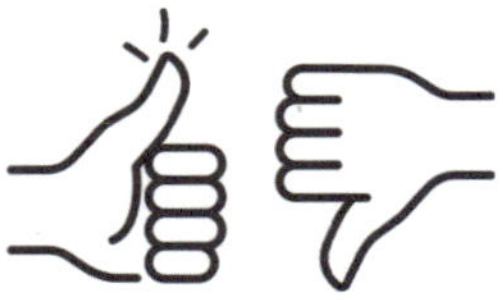

Donnez-nous votre avis !

Prenez un moment pour répondre à une enquête en ligne sur les NCCN Guidelines for Patients.

NCCN.org/patients/response

Points clés

- Le traitement du myélome implique le plus souvent une combinaison de plusieurs traitements.
- Un traitement ciblé est un traitement médicamenteux qui se concentre sur des caractéristiques spécifiques ou uniques des cellules cancéreuses.
- L'immunothérapie utilise les défenses naturelles de l'organisme contre les infections et les maladies pour détruire les cellules cancéreuses.
- Les médicaments de chimiothérapie tuent les cellules à croissance rapide, qu'il s'agisse de cellules cancéreuses ou de cellules normales.
- Une greffe de cellules souches remplace les cellules endommagées ou malades de la moelle osseuse par des cellules souches saines. Elle implique également une chimiothérapie à haute dose pour éliminer toutes les cellules myélomateuses restantes dans le corps.
- Un essai clinique étudie un test ou un traitement afin d'en évaluer l'innocuité et l'efficacité.
- Le traitement d'appoint des symptômes du myélome et des effets indésirables du traitement est très important.
- Les caillots sanguins peuvent être très dangereux chez les personnes atteintes de myélome multiple. Demandez à votre équipe soignante s'il existe un traitement pour prévenir les caillots sanguins.

4
Traitement primaire

Le chapitre précédent a abordé les nombreuses options de traitement du myélome multiple. Ce chapitre explique comment le processus de traitement va commencer pour vous.

Le traitement primaire est le premier traitement utilisé pour débarrasser le corps du cancer. Le traitement d'appoint et les soins de soutien sont également des éléments importants de la prise en charge globale d'une personne atteinte d'un cancer.

Ce chapitre décrit le traitement primaire du myélome multiple actif, du plasmocytome solitaire et du myélome indolent :

- On parle de **myélome multiple actif** lorsque des cellules myélomateuses sont présentes dans de nombreux sites de la moelle osseuse. Il peut provoquer des lésions osseuses, des dommages aux organes et de nombreux symptômes. Le myélome multiple actif doit être traité.
- Le **plasmocytome solitaire** est une masse unique de cellules myélomateuses dans les os ou les tissus mous. Il provoque souvent des douleurs osseuses ou des fractures. Le plasmocytome solitaire nécessite un traitement de la zone affectée.
- Le **myélome indolent** n'est pas actif, ne provoque pas de symptômes ou de problèmes dans les organes et nécessite rarement un traitement.

Myélome multiple actif

Le myélome multiple qui provoque des symptômes est appelé myélome multiple actif ou symptomatique. Le traitement vise à la fois à combattre le cancer et à soulager les symptômes.

Il existe un certain nombre de traitements efficaces pour le myélome actif, et de nouveaux traitements sont développés en permanence. Votre traitement spécifique dépendra de l'étendue ou de l'agressivité du myélome, de votre état de santé, des symptômes associés et d'autres considérations.

Votre équipe thérapeutique essaiera d'abord le traitement qui a montré les meilleurs résultats chez les personnes atteintes d'un myélome similaire au vôtre. C'est ce qu'on appelle le traitement primaire. Si le traitement primaire ne réduit pas le myélome, vous pouvez bénéficier d'un traitement supplémentaire.

Traitement primaire

Le traitement primaire du myélome actif (symptomatique) comprend généralement plusieurs traitements administrés en même temps :

- Le **traitement standard** consiste en une association de trois (ou parfois quatre) médicaments qui attaquent et détruisent les cellules myélomateuses. Une association courante de trois médicaments comprend un traitement ciblé, un immunomodulateur et un stéroïde. **Reportez-vous au Guide 3.** Les personnes qui ne peuvent pas prendre une association de trois médicaments peuvent commencer avec deux médicaments.
- Le **traitement de consolidation osseuse** renforce les os et les protège contre les dommages.
- Le **traitement d'appoint et les soins de soutien** peuvent atténuer les symptômes du myélome et les effets indésirables du traitement du myélome.

Le choix du traitement primaire dépend de la possibilité d'une greffe de cellules souches dans le cadre de votre plan de traitement. Certains médicaments, tels que les médicaments de chimiothérapie, peuvent endommager gravement les cellules saines de la moelle osseuse. Cela rend plus difficile le prélèvement de cellules souches en vue d'une greffe. Si vous êtes susceptible de subir une greffe de cellules souches plus tard, les médicaments chimiothérapeutiques ne sont pas recommandés pour le traitement primaire.

Guide 3
Associations de médicaments pour le traitement primaire

Il existe de nombreuses associations de trithérapies disponibles pour le traitement standard. Parfois, on utilise même quatre médicaments. Chaque association comprend souvent (mais pas toujours) un traitement ciblé, un médicament d'immunothérapie et un stéroïde.

Le traitement peut différer selon que vous êtes susceptible ou non de recevoir une greffe de cellules souches. Votre équipe thérapeutique tiendra compte de tous vos facteurs de santé et de l'état de votre myélome pour déterminer le traitement qui vous convient le mieux.

Voici quelques-unes des associations couramment préférées ou recommandées pour le traitement primaire, mais d'autres sont également disponibles :

Options de traitement primaire en cas de greffe de cellules souches	**Options de traitement primaire en *l'absence* de greffe de cellules souches**
• bortézomib, lénalidomide et dexaméthasone	• bortézomib, lénalidomide et dexaméthasone
• carfilzomib, lénalidomide et dexaméthasone	• daratumumab, lénalidomide et dexaméthasone
• daratumumab, lénalidomide, bortézomib et dexaméthasone	• daratumumab, bortézomib, melphalan et prednisone
	• daratumumab, bortézomib, cyclophosphamide et dexaméthasone
	• carfilzomib, lénalidomide et dexaméthasone
	• ixazomib, lénalidomide et dexaméthasone

Traitement d'appoint

Le traitement primaire du myélome comprend également un traitement d'appoint. Le traitement d'appoint aide le traitement principal en améliorant son innocuité ou son efficacité. Le traitement d'appoint comprend des soins de soutien pour gérer les symptômes du myélome et les effets indésirables du traitement du myélome.

Des traitements d'appoint sont recommandés en fonction des symptômes et des effets indésirables que vous présentez :

- Médicaments, radiothérapie ou chirurgie pour réduire la douleur osseuse
- Médicaments pour réduire les taux élevés de calcium
- Plasmaphérèse pour réduire l'hyperviscosité

- Erythropoïétine pour traiter l'anémie
- Vaccins et médicaments pour prévenir et traiter les infections
- Immunoglobuline intraveineuse pour réduire les infections
- Fluides intraveineux et autres traitements pour réparer les lésions rénales
- Anticoagulants pour réduire le risque de formation de caillots sanguins

Les lésions osseuses dues au myélome sont très fréquentes, c'est pourquoi un traitement par bisphosphonates ou denosumab est recommandé. Pour les personnes dont les reins ne fonctionnent pas bien, le denosumab est un meilleur choix que les bisphosphonates.

Des médicaments tels que la thalidomide, la lénalidomide, la pomalidomide et le carfilzomib peuvent provoquer des caillots sanguins graves. Si ces médicaments font partie de votre traitement primaire, il se peut que vous ayez également besoin d'anticoagulants. Les anticoagulants sont des médicaments qui réduisent le risque de formation d'un caillot sanguin.

D'autres traitements d'appoint peuvent être administrés lorsque les symptômes du myélome ou les effets indésirables du traitement apparaissent.

Tests en vue d'une greffe de cellules souches

En plus du traitement standard, la greffe de cellules souches peut constituer une partie importante de votre traitement. Votre équipe soignante souhaite donc savoir le plus tôt possible si vous pouvez bénéficier d'une greffe de cellules souches. Les tests pour une greffe de cellules souches sont effectués peu de temps après le début du traitement primaire.

La greffe elle-même, qui comprend une chimiothérapie à haute dose, a généralement lieu juste après la fin du traitement primaire. Parfois, les personnes atteintes de myélome voient leurs cellules souches prélevées et conservées en vue d'une greffe ultérieure ou d'une seconde greffe dans un avenir proche .

Tests de suivi

Outre les tests visant à déterminer si vous pouvez bénéficier d'une greffe de cellules souches, d'autres tests sont effectués pour vérifier si le traitement est efficace ou si la maladie s'aggrave (progression). La plupart des tests utilisés pour le suivi sont les mêmes que ceux utilisés pour diagnostiquer le myélome.

Les tests de suivi les plus courants sont les suivants :

- Analyses de sang telles qu'hémogramme différentiel, numération plaquettaire, etc
- Dosage des chaînes légères libres sériques
- IRM du corps entier, TEP à faible dose ou TEP/TDM au FDG

Les tests moins courants, s'ils sont nécessaires, sont les suivants :

- Immunoglobulines quantitatives sériques, EPS et EIFS
- Protéinurie des 24 heures, EPU et EIFU
- Aspiration et biopsie de la moelle osseuse avec FISH

Les tests de suivi indiquent si le traitement a eu un effet sur le cancer. C'est ce qu'on appelle la réponse au traitement.

Réponse au traitement

Une réponse au traitement (également appelée rémission) est une amélioration mesurable provoquée par le traitement. **Reportez-vous au Guide 4.** La réponse est définie par l'efficacité du traitement à détruire les cellules myélomateuses ou à réduire les lésions osseuses. Les symptômes s'améliorent généralement en réponse au traitement.

Le degré de réponse de votre myélome au traitement primaire peut déterminer l'étape suivante. Cela peut indiquer que vous êtes prêt pour une greffe de cellules souches ou un traitement d'entretien.

Un autre cas de figure est celui où le myélome répond au traitement, mais réapparaît des mois ou des années plus tard. C'est ce qu'on appelle une récidive ou une rechute. Les personnes atteintes d'un myélome multiple de longue date peuvent finir par devenir résistantes aux traitements, ce qui rend le cancer plus difficile à traiter.

Le myélome multiple qui ne répond pas au traitement est appelé maladie progressive.

Greffe de cellules souches

Le traitement du myélome actif peut inclure ou non une greffe de cellules souches. La greffe de cellules souches n'est pas une option thérapeutique adaptée à tout le monde. Ce traitement détruit les cellules de la moelle osseuse par chimiothérapie et les remplace par des cellules souches sanguines saines. Votre équipe soignante tiendra compte d'un certain nombre de facteurs pour décider s'il s'agit du bon choix pour vous.

Si votre médecin pense que vous aurez une greffe de cellules souches autologues, vos cellules souches seront prélevées après 4 à 6 cycles de traitement primaire, lorsque le nombre de cellules myélomateuses est faible. Dans la mesure du possible, il faut prélever suffisamment de cellules souches pour deux greffes. Cette mesure est prise au cas où vous auriez à subir une seconde greffe dans le cadre d'un traitement ultérieur.

Après la greffe de cellules souches, vous devrez subir des examens de suivi pour vérifier la réponse au traitement. Des tests visant à mesurer le taux de protéines M dans le sang et l'urine doivent être effectués au moins tous les trois mois.

Traitement d'entretien

Un traitement d'entretien vous sera proposé après une greffe autologue de cellules souches ou un autre traitement. Le traitement d'entretien est un médicament administré moins souvent ou à des doses plus faibles pour conserver (maintenir) les bons résultats des traitements antérieurs.

Le traitement d'entretien préféré après une greffe autologue de cellules souches est le lénalidomide. D'autres options d'entretien sont le bortézomib ou le daratumumab. Dans certains cas à haut risque, le traitement d'entretien comprend le lénalidomide associé au carfilzomib ou au bortézomib, avec ou sans dexaméthasone.

Veillez à discuter avec votre équipe soignante des avantages et des risques d'un traitement d'entretien. L'un des risques, par exemple, est que le traitement d'entretien (en particulier avec le lénalidomide) augmente légèrement le risque de développer un autre cancer.

Guide 4
Résultats possibles du traitement primaire

Rémission	Lorsque les signes et les symptômes du cancer diminuent ou disparaissent. La rémission peut être partielle ou complète.
Rechute	Lorsque le cancer réapparaît après une période de rémission.
Progression	Lorsque le cancer ne s'améliore pas ou s'aggrave après le traitement.

Traitement ininterrompu

Si vous n'êtes pas en mesure de bénéficier d'une greffe de cellules souches ou si vous ne souhaitez pas une greffe immédiate, une autre option consiste à poursuivre le traitement primaire. Dans ce cas, le traitement primaire est administré jusqu'à ce que les tests de suivi ne révèlent plus d'amélioration.

Plus de tests de suivi

Après une greffe de cellules souches, ou pendant un traitement d'entretien ou un traitement ininterrompu, vous devrez subir d'autres examens de suivi pour déterminer si le myélome s'aggrave ou s'il s'améliore. Ces tests permettent également de vérifier si vos traitements ont des effets nocifs (toxiques) sur votre organisme. La plupart de ces examens de suivi seront les mêmes que ceux que vous avez déjà subis.

Séquence de traitement du myélome multiple

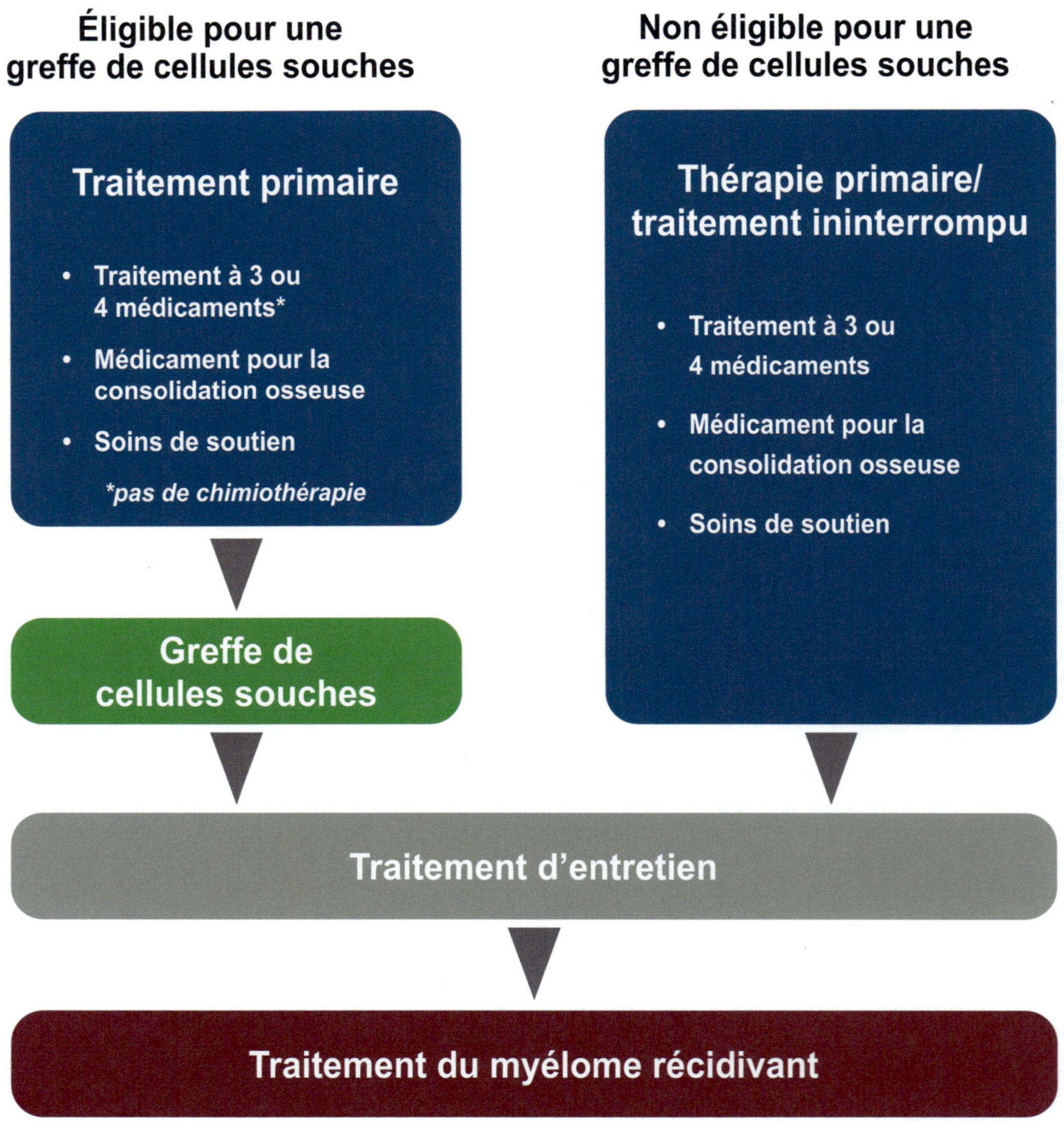

Même avec le meilleur traitement, le myélome multiple réapparaît souvent (rechute) après le traitement primaire. Si votre myélome multiple rechute ou progresse, vous recevrez un traitement supplémentaire différent de votre traitement primaire. Pour en savoir plus sur les traitements supplémentaires, voir le chapitre 5.

Plasmacytome solitaire

Un plasmocytome solitaire est une masse unique de cellules myélomateuses dans un os ou un tissu mou. Un plasmocytome solitaire est un type de myélome actif.

Une personne atteinte d'un plasmocytome solitaire qui présente 10 % ou plus de plasmocytes anormaux dans la moelle osseuse est considérée comme atteinte d'un myélome multiple. Le traitement suivant s'adresse spécifiquement aux personnes atteintes d'un plasmocytome solitaire et non d'un myélome multiple.

Traitement primaire

Comme il n'y a qu'une seule masse cancéreuse, le traitement du plasmocytome solitaire est local. Le traitement local traite une zone ou une partie spécifique du corps, et non l'ensemble du corps. Dans le cas d'un plasmocytome solitaire, les traitements locaux comprennent la radiothérapie et parfois la chirurgie. La radiothérapie peut être administrée comme traitement primaire, avec ou sans chirurgie. Dans certains cas, un traitement systémique est administré aux personnes présentant un risque élevé de développer un myélome multiple.

Essai clinique

Un essai clinique est également une option de traitement primaire pour les personnes atteintes d'un plasmocytome solitaire. Un groupe d'experts en myélome du NCCN encourage les personnes atteintes de plasmocytome solitaire à participer à un essai clinique.

Tests de suivi

Après le traitement primaire, les personnes atteintes d'un plasmocytome solitaire doivent subir des examens de suivi tous les 3 à 6 mois. Des analyses de sang sont nécessaires à chaque visite de suivi. Un examen d'imagerie doit être réalisé chaque année. D'autres tests de suivi sont effectués si nécessaire. Des tests de suivi réguliers sont essentiels pour détecter les signes d'évolution vers un myélome multiple.

« Les gens pensent que lorsque le traitement est terminé, le cancer est terminé. Ce n'est pas si simple. Les personnes qui vous entourent reprennent leurs activités normales, mais votre vie est bouleversée à jamais. »

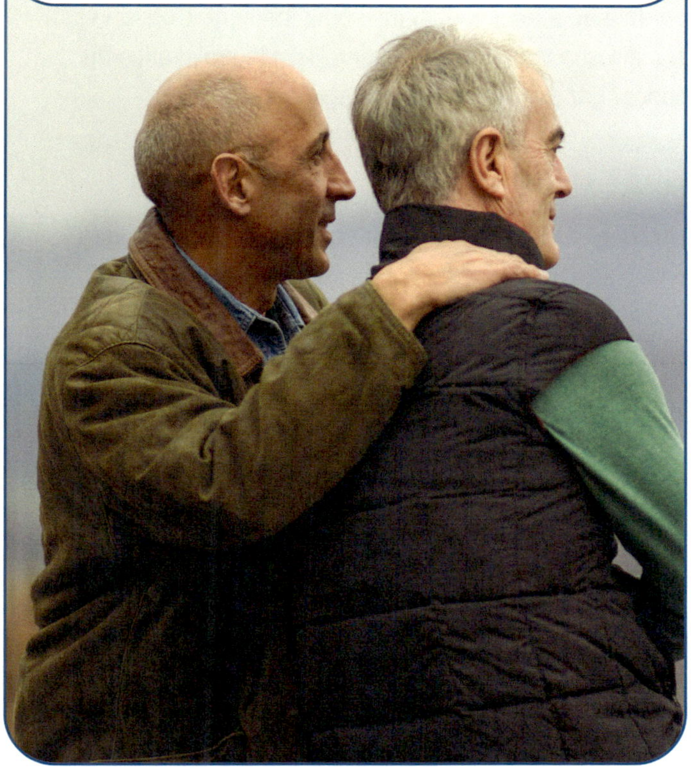

Maladie progressive

Si les tests de suivi indiquent que le plasmocytome progresse même après le traitement, des tests supplémentaires sont nécessaires. Cela comprend tous les tests nécessaires au diagnostic du myélome multiple.

Il est important de savoir qu'environ la moitié des personnes atteintes d'un plasmocytome solitaire ne développent jamais de myélome multiple.

Myélome indolent

Le myélome qui ne provoque pas de symptômes est appelé myélome indolent. Le myélome indolent met souvent des mois ou des années à se transformer en myélome multiple actif. C'est pourquoi un traitement n'est généralement pas nécessaire dans l'immédiat. Dans certains cas, cependant, le myélome indolent est traité s'il semble qu'il se transformera bientôt en myélome actif.

Observation

L'observation sans traitement est une option pour certaines personnes atteintes d'un myélome indolent. L'observation signifie que votre médecin surveillera la croissance du cancer par des tests de suivi réguliers.

Essai clinique

Un essai clinique est une option de traitement primaire privilégiée pour les personnes atteintes d'un myélome indolent. Un groupe d'experts en myélome du NCCN encourage vivement les personnes atteintes d'un myélome indolent à s'inscrire à un essai clinique s'il en existe un et s'il leur convient.

Tests de suivi

La plupart des tests utilisés pour le suivi sont les mêmes que ceux utilisés pour confirmer le myélome actif et évaluer les symptômes. Pendant la période d'observation, vous devrez subir des examens de suivi tous les 3 à 6 mois pour vérifier l'état du myélome indolent et déterminer si un traitement est nécessaire.

Progression

Si le myélome indolent se développe et commence à provoquer des symptômes, cela signifie qu'il a évolué vers un myélome actif (symptomatique). À partir de ce moment, il doit être testé et traité comme un myélome multiple.

Points clés

- Le traitement du myélome multiple actif se concentre sur la lutte contre le cancer et le soulagement des symptômes.
- Le choix du médicament utilisé pour le traitement primaire du myélome multiple dépend de l'intégration ou non d'une greffe autologue de cellules souches dans votre plan de traitement global.
- Le traitement d'appoint du myélome multiple comprend des soins de soutien pour gérer les symptômes du myélome et les effets indésirables du traitement.
- Le traitement d'entretien est administré moins souvent ou à des doses plus faibles que le traitement primaire. Son objectif est de maintenir les bons résultats des traitements précédents.
- Le plasmocytome solitaire ne nécessite généralement qu'un traitement local pour traiter la masse cancéreuse unique.
- Le traitement du myélome indolent n'est généralement pas nécessaire immédiatement car il ne présente pas de symptômes et met souvent des mois ou des années à se transformer en myélome multiple actif.

5
Traitement supplémentaire

Le chapitre précédent a abordé les nombreuses options de traitement primaire. Ce chapitre explique les options thérapeutiques disponibles après le traitement primaire.

Le traitement primaire est le premier traitement utilisé pour débarrasser le corps du cancer. Un traitement supplémentaire est utilisé lorsque le myélome progresse ou récidive après le traitement primaire ou un autre traitement.

Progression

La maladie progressive signifie que le myélome est resté ou s'est développé malgré le traitement. Cette progression peut être indiquée par différents résultats de tests, comme :

- une augmentation des protéines M dans le sang ou l'urine
- une augmentation des plasmocytes dans la moelle osseuse
- une augmentation du nombre ou de la taille des lésions osseuses

Le fait d'avoir une maladie progressive ne signifie pas que vous n'avez plus d'options de traitement. Vos médecins vous proposeront d'essayer quelque chose de nouveau, comme une polythérapie ou un essai clinique.

Rechute

On parle de rechute lorsque le cancer s'améliore après le traitement, mais qu'il réapparaît ensuite. La plupart des personnes atteintes de myélome multiple peuvent s'attendre à de multiples rechutes au cours de leur traitement. La peur d'une rechute est probablement la difficulté psychologique la plus fréquente après un traitement contre le cancer. Il est donc compréhensible de stresser à l'idée d'une rechute. Si ce type de stress vous dérange, demandez de l'aide à votre équipe soignante.

Une rechute peut survenir quelques mois ou quelques années après le début des différents traitements. Les signes de rechute du myélome sont l'augmentation de la protéine monoclonale, la réapparition des symptômes ou l'apparition de nouveaux symptômes. Une rechute peut parfois provoquer des symptômes plus graves que lorsque le myélome est apparu. Des symptômes plus graves peuvent être le signe d'un cancer plus agressif.

Heureusement, il existe de nombreuses options de traitement pour le myélome multiple, même en cas de rechute.

Traitement en cas de rechute ou de progression

Les traitements supplémentaires pour le myélome multiple récidivant ou progressif comprennent des essais cliniques, des médicaments que vous n'avez pas encore essayés, une greffe de cellules souches et éventuellement un traitement par cellules CAR-T. **Reportez-vous au Guide 5.**

Essai clinique

Un essai clinique est une option de traitement pour de nombreuses personnes atteintes de myélome multiple. Les essais cliniques permettent aux personnes d'accéder à des options thérapeutiques qu'elles ne pourraient pas recevoir autrement. Demandez à votre équipe thérapeutique comment participer à un essai clinique. Rejoindre un essai clinique est d'autant plus important pour une personne atteinte d'un myélome en rechute.

Médicaments que vous n'avez pas essayés

Un traitement supplémentaire comprend des médicaments ou des thérapies que vous n'avez pas encore essayés ou que vous n'avez pas utilisés depuis au moins 6 mois. Diverses options sont disponibles pour le myélome multiple précédemment traité, en fonction des thérapies que vous avez déjà essayées et de leur efficacité. Les trithérapies préférées pour le myélome multiple déjà traité sont énumérées dans le **Guide 6**.

Discutez avec votre équipe soignante des options thérapeutiques qui s'offrent à vous. Elle pourra expliquer les raisons pour lesquelles elle choisit une association de médicaments plutôt qu'une autre. Elle peut également aborder les effets indésirables qui peuvent survenir. Certains traitements peuvent vous exposer à des effets indésirables graves. Certains médicaments sont plus puissants que d'autres et peuvent être nocifs pour les personnes fragiles ou âgées. Certains médicaments ne sont administrés qu'après un à quatre traitements préalables.

Votre équipe soignante tiendra compte de ces éléments, ainsi que de l'étendue de votre maladie, avant de décider du prochain traitement. Il est important de discuter de ces facteurs et de vos objectifs de traitement avec votre équipe soignante afin de décider de la meilleure option pour vous.

Guide 5
Options thérapeutiques pour le myélome multiple récidivant ou progressif

Essai clinique
Trithérapie pour le myélome multiple précédemment traité
Greffe de cellules souches
À envisager également : • Traitement par cellules CAR-T • Soins de soutien • Réexamen des objectifs et des préférences en matière de traitement

Si le traitement cesse d'agir

Il arrive qu'un certain traitement ne soit pas efficace contre le cancer d'une certaine personne. Il arrive aussi que le traitement soit efficace au début, mais que le cancer y devienne résistant (réfractaire) au fil du temps. En cas de résistance, un autre médicament (ou une autre association de médicaments) peut être essayé à la place du médicament résistant. Par exemple, si le myélome devient réfractaire au bortézomib, alors cette trithérapie :

- *bortézomib*, lénalidomide et dexaméthasone

peut être remplacée par :

- *daratumumab*, lénalidomide et dexaméthasone

Pour une personne atteinte d'un myélome multiple avancé, la résistance peut devenir un problème sérieux. Un cancer peut devenir résistant à plusieurs médicaments, voire à des classes entières de médicaments. Ce niveau de résistance peut rendre plus difficile le contrôle du cancer. Cependant, il est probable qu'un ou plusieurs autres traitements et médicaments soient encore disponibles, en fonction de la personne, de son cancer et de divers autres facteurs.

Lorsqu'au moins trois autres traitements ont été essayés, ces médicaments et associations peuvent être utilisés pour traiter le myélome multiple récidivant ou résistant :

- bendamustine
- bendamustine, bortézomib et dexaméthasone
- bendamustine, carfilzomib et dexaméthasone
- bendamustine, lénalidomide et dexaméthasone
- cyclophosphamide à dose élevée
- cyclophosphamide à dose séquentielle (fractionnée)
- teclistamab-cqyv
- selinexor et dexaméthasone
- idécabtagene vicleucel et ciltacabtagene autoleucel

Greffe de cellules souches

Une greffe autologue de cellules souches peut être une option pour une personne qui n'en a pas déjà eu une. Une greffe autologue de cellules souches est aussi parfois une option pour une personne atteinte d'un myélome multiple récidivant ou progressif qui a obtenu une réponse de longue durée (généralement au moins deux ans ou plus) à une greffe de cellules souches antérieure.

Guide 6
Trithérapies pour traitement supplémentaire

Il existe de nombreuses associations de médicaments pour le myélome multiple déjà traité. Les associations de trithérapie les plus courantes sont les suivantes :
ixazomib, lénalidomide et dexaméthasone
bortézomib, lénalidomide et dexaméthasone
daratumumab, lénalidomide et dexaméthasone
carfilzomib, lénalidomide et dexaméthasone
daratumumab, bortézomib et dexaméthasone
daratumumab, carfilzomib et dexaméthasone
isatuximab-irfc, carfilzomib et dexaméthasone
daratumumab, pomalidomide et dexaméthasone
isatuximab-irfc, pomalidomide et dexaméthasone
pomalidomide, bortézomib et dexaméthasone
carfilzomib, pomalidomide et dexaméthasone
ixazomib, pomalidomide et dexaméthasone
D'autres associations recommandées peuvent être utilisées dans des cas spécifiques.

Traitement par cellules CAR-T

Pour certaines personnes atteintes d'un myélome récidivant ou progressif, le traitement par cellules CAR-T peut être une option. Il s'agit d'un type particulier d'immunothérapie. Il modifie certaines cellules immunitaires de votre corps (cellules T) pour les aider à mieux trouver et tuer les cellules cancéreuses.

Pour créer des cellules CAR-T, des cellules immunitaires sont d'abord prélevées dans le sang. Ensuite, les cellules sont modifiées en laboratoire pour faire croître des récepteurs antigéniques chimériques (CAR) à leur surface. Ces cellules CAR-T sont multipliées en laboratoire puis réinjectées dans le corps. Une fois en circulation, les cellules CAR-T ont une meilleure capacité à identifier un antigène spécifique sur les cellules cancéreuses et à détruire ces cellules.

Le traitement par cellules CAR-T est relativement nouveau et potentiellement risqué. Il n'est administré qu'aux personnes qui ont essayé au moins quatre autres traitements. Les deux traitements par cellules CAR-T disponibles pour le myélome multiple sont Abecma (idécabtagene vicleucel) et Carvykti (ciltacabtagene autoleucel).

Soins de soutien

Si les tests révèlent une progression de la maladie pendant ou après un traitement supplémentaire, des soins de soutien sont également recommandés. Il existe de nombreux types de soins de soutien (parfois appelés soins palliatifs). Les soins de soutien visent à soulager les symptômes du cancer et les effets indésirables de son traitement. Ils ne traitent pas le cancer, mais vise à améliorer votre qualité de vie.

Les soins de soutien incluent le soulagement de la douleur, le soutien émotionnel ou spirituel, l'aide financière et les services de consultations familiales. Les soins de soutien sont disponibles à tous les stades du cancer, et pas seulement lorsque le cancer est avancé. Demandez à votre équipe soignante si vous souhaitez recevoir des soins de soutien.

Réexamen de vos objectifs et de vos préférences

Il est important de discuter régulièrement avec votre équipe soignante de vos objectifs de traitement et de votre plan de traitement. Votre plan de traitement peut être modifié en raison de nouvelles informations. Les tests peuvent donner de nouveaux résultats. L'efficacité du traitement peut changer. Il se peut aussi que vous changiez d'avis sur le traitement. Chacun de ces changements nécessitera un nouveau plan de traitement.

Le myélome est un cancer qui a tendance à réapparaître au fil du temps, quel que soit le traitement. Soyez donc prêt à revoir vos objectifs de traitement et vos préférences personnelles.

Survie

La survie se concentre sur la santé et le bien-être d'une personne atteinte d'un cancer, depuis le diagnostic jusqu'à la fin de sa vie. Il s'agit des effets physiques, mentaux, émotionnels, sociaux et financiers du cancer qui commencent au moment du diagnostic, se poursuivent tout au long du traitement et de la guérison, et se manifestent par la suite.

La survie englobe également les préoccupations relatives aux soins de suivi, aux effets tardifs du traitement, à la récidive du cancer et à la qualité de vie. Le soutien des membres de la famille, des amis et des aidants est également un élément important de la survie.

Pour en savoir plus sur la survie rendez-vous sur NCCN.org/patientguidelines et sur l'application NCCN Patient Guides for Cancer.

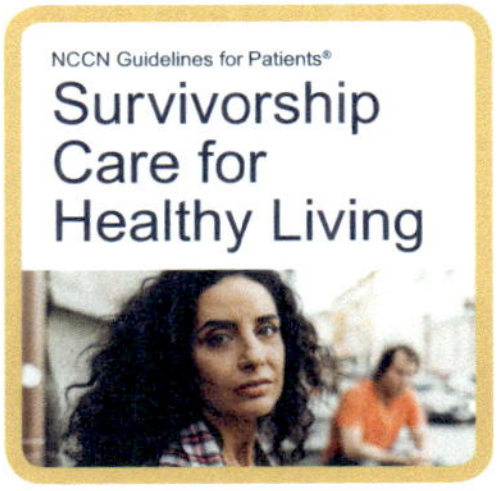

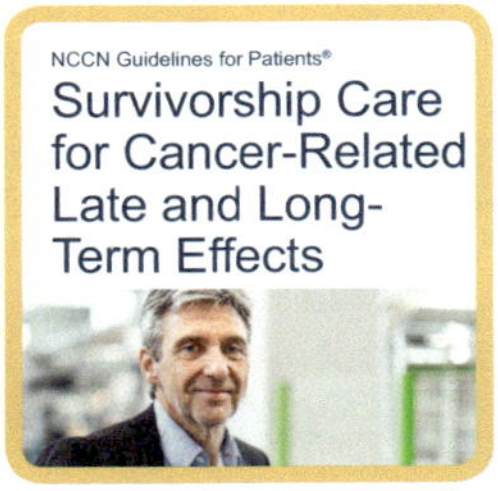

Planification préalable des soins

La planification préalable des soins consiste à prendre dès maintenant des décisions concernant les soins que vous souhaiteriez recevoir si vous n'étiez plus en mesure de vous exprimer ou d'agir par vous-même.

La planification préalable des soins s'adresse à tout le monde, et pas seulement aux personnes très malades. C'est un moyen de s'assurer que vos souhaits sont compris et respectés. Vous pouvez modifier votre plan à tout moment.

La planification préalable des soins commence par une conversation honnête avec votre médecin. Demandez à votre médecin quel est votre pronostic, c'est-à-dire l'évolution que suivra votre cancer. Découvrez ce à quoi vous pouvez vous attendre si votre cancer s'étend. Discutez des médicaments ou des traitements qui vous donneront la meilleure qualité de vie possible.

Intégrez votre famille et vos amis dans votre planification préalable des soins. Exprimez clairement vos souhaits. Il est important que tout le monde comprenne ce que vous voulez.

Points clés

- On parle de rechute lorsque les symptômes réapparaissent ou que de nouveaux symptômes apparaissent après une période d'amélioration.
- La plupart des personnes atteintes de myélome multiple peuvent s'attendre à des rechutes.
- On parle de progression lorsque le myélome continue à se développer même après le traitement.
- On parle de pharmacorésistance lorsqu'un traitement ne fonctionne pas ou cesse de fonctionner contre le cancer.
- Le cancer peut devenir résistant à un certain nombre de médicaments, voire à des classes entières de médicaments.
- Comme votre plan de traitement peut changer, il est utile de discuter régulièrement avec votre équipe soignante de vos objectifs de traitement.
- Le myélome est un cancer qui a tendance à réapparaître au fil du temps, quel que soit le traitement.
- Les soins de soutien visent à soulager les symptômes du cancer et les effets indésirables de son traitement.
- La planification préalable des soins consiste à prendre dès maintenant des décisions concernant les soins que vous souhaiteriez recevoir si vous n'étiez plus en mesure de vous exprimer ou d'agir par vous-même.

6
Prendre des décisions thérapeutiques

Il est primordial que vous soyez à l'aise avec le traitement choisi. Cette décision implique une conversation franche et honnête avec votre équipe soignante.

Le choix vous appartient

Les décisions relatives au traitement sont très personnelles. Ce qui est important pour vous ne l'est pas forcément pour quelqu'un d'autre.

Dans le cadre d'une prise de décision partagée, vous échangez des informations avec votre équipe soignante, discutez des options et convenez d'un plan de traitement. Cela commence par une conversation franche et honnête entre vous et votre équipe.

Certains éléments peuvent être déterminants lors de votre prise de décision :

- Ce que vous voulez et en quoi cela peut différer de ce que les autres veulent
- Vos croyances religieuses et spirituelles
- Vos ressentis à l'égard de certains traitements comme la chirurgie ou la chimiothérapie
- Vos sentiments concernant la douleur ou les effets indésirables
- Le coût du traitement, les déplacements vers les centres anticancéreux et les absences de l'école ou du travail
- La qualité et la durée de vie
- Votre degré d'activité et les activités qui sont importantes pour vous

Réfléchissez à ce que vous attendez du traitement. Discutez ouvertement des risques et des avantages de certains traitements et certaines procédures. Évaluez vos options et faites part de vos préoccupations à votre équipe soignante. Si vous parvenez à établir une bonne relation avec votre équipe, vous vous sentirez soutenu lors de l'examen des options et de la prise de décision concernant le traitement.

Deuxième avis

Il est normal de vouloir commencer le traitement le plus tôt possible. Même s'il ne faut pas ignorer le traitement du cancer, vous avez généralement le temps de demander à un autre spécialiste du cancer d'examiner les résultats de vos tests et de vous proposer un plan de traitement. Il s'agit d'obtenir un deuxième avis, et c'est une démarche normale dans la prise en charge du cancer. Même les médecins demandent un deuxième avis !

Consultez un spécialiste du myélome, si vous le pouvez, car il a l'expérience du diagnostic et du traitement de nombreuses personnes atteintes de myélome.

Ce que vous pouvez faire pour vous préparer à un deuxième avis :

- Vérifiez auprès de votre compagnie d'assurance quelles sont ses règles en matière de deuxième avis. Il se peut que vous ayez à débourser des frais pour consulter des médecins qui ne font pas partie de votre régime d'assurance.
- Faites en sorte que des copies de tous vos dossiers soient envoyées au médecin que vous consulterez pour un deuxième avis.

Groupes de soutien

De nombreuses personnes ayant reçu un diagnostic de cancer jugent les groupes de soutien utiles. Les groupes de soutien comprennent souvent des personnes à différents stades du traitement. Certaines personnes viennent d'être diagnostiquées, d'autres ont terminé leur traitement. Si votre hôpital ou votre communauté ne dispose pas de groupes de soutien pour les personnes atteintes d'un cancer, consultez les sites Internet indiqués à la fin de cet ouvrage.

Questions à poser

Vous trouverez dans les pages qui suivent une liste de questions à poser à votre équipe thérapeutique. N'hésitez pas à utiliser ces questions ou à formuler les vôtres. Définissez clairement vos objectifs thérapeutiques et renseignez-vous sur ce que vous pouvez attendre du traitement. Gardez un carnet à portée de main pour noter les réponses à vos questions.

Questions à poser sur les examens et la stadification

1. Mon myélome peut-il être guéri ? Si ce n'est pas le cas, dans quelle mesure le traitement peut-il l'empêcher de se développer ?
2. Quels sont les examens que je dois passer ? Comment dois-je me préparer aux examens ?
3. Où puis-je me faire dépister ? Combien de temps les examens vont-ils durer ? Certains examens sont-ils douloureux ?
4. Que se passe-t-il si je suis enceinte ou si je prévois de l'être ?
5. Quelle est la probabilité que les résultats de ces examens soient erronés ?
6. Dois-je venir accompagné ? Dois-je apporter une liste de mes médicaments ?
7. Dans combien de temps vais-je connaître les résultats et qui me les expliquera ?
8. Pourriez-vous me donner une copie du rapport de pathologie et des autres résultats des examens ?
9. Le tissu de ma tumeur ou de ma biopsie sera-t-il conservé pour d'autres examens ? Puis-je le faire envoyer dans un autre établissement pour des examens supplémentaires ?
10. Qui me présentera les prochaines étapes ? Quand ?

Questions à poser sur les options thérapeutiques

1. Quels sont mes options thérapeutiques ? Suggérez-vous des options tirées des NCCN Guidelines ou avez-vous modifié l'approche standard dans mon cas ?
2. Combien de patients comme moi avez-vous traités ?
3. Le traitement sera-t-il douloureux ?
4. Que se passera-t-il si je ne fais rien ?
5. Comment mon âge, mon état de santé général et d'autres facteurs influencent-ils mes options ?
6. Mes chances sont-elles meilleures pour une option que pour une autre ? Moins chronophages ? Moins coûteuses ?
7. Comment saurez-vous si mon traitement fonctionne ? Quelles sont mes options si le traitement cesse d'être efficace ?
8. Quels sont les effets indésirables à court et à long terme du traitement ? Que faut-il faire pour prévenir ou soulager les effets indésirables ?
9. Quels seront les effets du traitement sur moi ? Mon odorat ou mon goût vont-ils changer ? Mes cheveux vont-ils tomber ?
10. Puis-je arrêter le traitement à tout moment ? Que se passera-t-il si j'arrête le traitement ?

Questions à poser sur le traitement

1. Dois-je me rendre à l'hôpital ou ailleurs pour recevoir le traitement ? À quelle fréquence ? Quelle est la durée de chaque visite ?
2. Que se passe-t-il si je dois me déplacer pour un traitement ?
3. Ai-je le choix de la date du début de traitement ? Puis-je choisir les jours et les horaires du traitement ?
4. Comment dois-je me préparer au traitement ? Dois-je arrêter de prendre certains de mes médicaments ? Y a-t-il des aliments à éviter ?
5. Puis-je me faire accompagner par quelqu'un lors du traitement ?
6. Combien le traitement va-t-il me coûter ? Que couvre mon assurance ? Des aides sont-elles disponibles ? Que puis-je faire si les traitements sont trop chers ?
7. Qui puis-je appeler en votre absence ? Dois-je me rendre aux urgences ?
8. Pourrais-je reprendre mes activités normales ? Si oui, quand ?
9. Quelle aide émotionnelle et psychologique est disponible pour moi et pour les personnes qui s'occupent de moi ?

Questions à poser sur les essais cliniques

1. Existe-t-il des options d'essais cliniques pour moi ?
2. Quels sont les traitements utilisés dans l'essai clinique ? Quel est l'effet du traitement ?
3. Le traitement a-t-il déjà été utilisé auparavant ? A-t-il été utilisé pour d'autres types de cancer ?
4. Quels sont les risques et les avantages liés à la participation à l'essai clinique et au traitement testé ?
5. L'essai nécessitera-t-il un échantillon de biopsie ?
6. À quels effets indésirables dois-je m'attendre ? Comment les effets indésirables seront-ils contrôlés ?
7. À quelle fréquence vais-je recevoir le traitement ? Combien de temps vais-je rester dans l'essai clinique ?
8. Pourrais-je recevoir un autre traitement si celui-ci ne fonctionne pas ?
9. Comment saurez-vous que le traitement est efficace ?
10. L'essai clinique me coûtera-t-il quelque chose ? Si oui, combien ?

Ressources

American Cancer Society
cancer.org/cancer/multiple-myeloma.html

Blood & Marrow Transplant Information Network
bmtinfonet.org

Cancer.Net
cancer.net/cancer-types

CancerCare
cancercare.org

Cancer Support Community
cancerupportcommunity.org

International Myeloma Foundation
myeloma.org

Multiple Myeloma Research Foundation
themmrf.org

National Bone Marrow Transplant Link
nbmtlink.org

National Cancer Institute
cancer.gov/types/myeloma

National Coalition for Cancer Survivorship
canceradvocacy.org

PAN Foundation
panfoundation.org

The Leukemia & Lymphoma Society
lls.org/myeloma/myeloma-overview

Base de données des essais cliniques de la National Library of Medicine des États-Unis
clinicaltrials.gov

Nous voulons votre opinion !

Notre objectif est de fournir des informations utiles et faciles à comprendre sur le cancer.

Répondez à notre enquête pour nous indiquer nos points forts et ce que nous pourrions améliorer.

NCCN.org/patients/feedback

Mots clés

amylose
Pathologie dans laquelle une protéine appelée amyloïde s'accumule dans les organes et les endommage.

anémie
Pathologie dans laquelle le nombre de globules rouges est faible.

anticorps
Protéine fabriquée par les plasmocytes pour aider à combattre les infections. Également appelée immunoglobuline.

antigène
Substance (telle qu'un virus, une bactérie, un allergène ou une toxine) qui déclenche une réponse du système immunitaire de l'organisme.

aspiration
Procédure visant à prélever une petite quantité de moelle osseuse liquide pour la soumettre à un test de dépistage d'une maladie.

asymptomatique
Ne présentant aucun signe ou symptôme de maladie.

biopsie
Procédure visant à prélever des échantillons de tissus ou de liquides pour les soumettre à des tests de dépistage.

bisphosphonates
Médicaments qui aident à améliorer la solidité des os et à prévenir la perte de masse osseuse.

cellule B
Type de globule blanc qui se transforme en plasmocyte en réponse aux germes.

cellule souche sanguine
Cellule immature à partir de laquelle tous les autres types de cellules sanguines sont fabriqués.

chaîne légère
Chaîne protéique la plus courte qui fait partie d'un anticorps.

chaîne lourde
Chaîne protéique la plus longue qui fait partie d'un anticorps.

chaînes légères libres
Fragments courts et non attachés des protéines M fabriquées par les cellules myélomateuses.

charge tumorale
Étendue ou quantité de cancer dans l'organisme.

chimiothérapie
Médicaments anticancéreux qui interrompent le cycle de vie des cellules afin qu'elles ne se multiplient plus.

chimiothérapie à haute dose
Traitement médicamenteux intensif pour tuer les cellules cancéreuses et celles qui combattent la maladie afin que les cellules souches sanguines transplantées ne soient pas rejetées par l'organisme.

chromosomes
Structures à l'intérieur des cellules qui contiennent des instructions codées pour le comportement cellulaire.

corticostéroïdes
Classe de médicaments utilisés pour réduire les rougeurs, les gonflements et la douleur, mais aussi pour tuer les cellules cancéreuses.

cytométrie en flux
Test qui mesure les cellules myélomateuses dans la moelle osseuse.

diagnostic
Identification d'une maladie sur la base de tests.

effet indésirable
Réponse physique ou émotionnelle anormale ou désagréable à un traitement.

essai clinique
Type de recherche qui évalue l'efficacité des tests de santé ou des traitements chez les personnes.

fracture
Fissure ou une cassure dans un os.

greffe allogénique de cellules souches
Traitement qui détruit les cellules de la moelle osseuse par chimiothérapie et les remplace par des cellules souches saines provenant d'une autre personne (donneur). Rarement utilisé pour le traitement du myélome multiple.

greffe autologue de cellules souches
Traitement qui détruit les cellules de la moelle osseuse par chimiothérapie et les remplace ensuite par vos propres cellules souches saines.

greffe de cellules souches
Traitement qui utilise la chimiothérapie pour détruire les cellules de la moelle osseuse et les remplacer par des cellules souches sanguines saines.

hémogramme complet (HC)
Test qui mesure le nombre de cellules sanguines dans un échantillon de sang. Il inclut le nombre de globules blancs, de globules rouges et de plaquettes.

hybridation in situ en fluorescence (FISH)
Test de laboratoire qui utilise des colorants spéciaux pour rechercher des changements anormaux dans les gènes et les chromosomes d'une cellule.

hyperviscosité
Pathologie dans laquelle le sang devient très épais à cause d'une trop grande quantité de protéines dans le sang.

immunoglobuline
Protéine fabriquée par les plasmocytes pour aider à combattre les infections. Également appelée anticorps.

intraveineux (IV)
Méthode d'administration de médicaments au moyen d'une aiguille ou d'un tube inséré dans une veine.

IRM
Examen qui utilise des ondes radio et des aimants puissants pour visualiser des parties de l'intérieur du corps et leur fonctionnement.

lésion osseuse
Zone osseuse endommagée ou tissu anormal dans l'os.

lymphocyte
Type de globule blanc qui aide à protéger l'organisme contre les infections.

moelle osseuse
Tissu mou et spongieux situé à l'intérieur des os, où sont fabriquées les cellules sanguines.

mutation
Modification anormale du code génétique (ADN) d'un gène à l'intérieur des cellules.

myélome à chaînes légères
Pathologie dans laquelle les cellules myélomateuses ne produisent que des chaînes légères libres et pas de protéines M complètes.

myélome actif (symptomatique)
Lorsque des plasmocytes anormaux (cellules myélomateuses) ont augmenté dans la moelle osseuse et provoquent des symptômes tels que des problèmes rénaux et des lésions osseuses.

myélome indolent
Myélome qui ne provoque pas de symptômes et n'endommage pas les organes.

pathologiste
Médecin spécialisé dans l'analyse des cellules et des tissus pour dépister des maladies.

plasmacytome
Masse formée par des plasmocytes anormaux (cellules myélomateuses).

plasmacytome solitaire
Cancer constitué d'une masse unique de cellules myélomateuses.

plasmocyte
Type de globule blanc qui produit des protéines de lutte contre les germes appelées anticorps.

progression
Croissance ou propagation du cancer après avoir été testé ou traité.

pronostic
Évolution probable ou attendue d'une maladie.

protéine M
Anticorps anormal fabriqué par les cellules myélomateuses qui ne combat pas les germes. Également appelée protéine monoclonale ou paraprotéine.

radiothérapie
Traitement qui utilise des rayonnements à haute énergie (radiations) pour détruire les cellules cancéreuses.

rechute
Réapparition des signes ou symptômes du myélome après une période d'amélioration.

rémission
Diminution ou disparition des signes et des symptômes du cancer.

soins de soutien
Traitement des symptômes du cancer ou des effets indésirables du traitement du cancer.

TEP
Examen qui utilise un matériau radioactif pour déterminer la forme et le fonctionnement des organes et des tissus à l'intérieur du corps.

tomodensitométrie
Examen qui utilise des rayons X sous plusieurs angles pour obtenir une image de l'intérieur du corps.

traitement d'appoint
Médicaments pour les symptômes du myélome et pour les effets indésirables du traitement administré en même temps que le traitement principal du cancer.

traitement d'entretien
Médicament administré à une dose plus faible ou moins souvent pour conserver (maintenir) les bons résultats des traitements antérieurs.

traitement local
Traitement qui n'affecte qu'une zone spécifique du corps.

traitement primaire
Principal traitement utilisé pour débarrasser l'organisme du cancer.

traitement systémique
Médicaments utilisés pour traiter les cellules cancéreuses dans l'ensemble du corps.

Contributeurs du NCCN

Ce guide patient est basé sur les NCCN Clinical Practice Guidelines in Oncology (NCCN Guidelines®) pour le myélome multiple, version 3.2023. Il a été adapté, révisé et publié avec l'aide des personnes suivantes :

Dorothy A. Shead, MS
Senior Director
Patient Information Operations

John Murphy
Medical Writer

Susan Kidney
Senior Graphic Design Specialist

Les NCCN Clinical Practice Guidelines in Oncology (NCCN Guidelines®) pour le myélome multiple, version 3.2023 ont été élaborées par les membres du groupe d'experts du NCCN suivants :

Shaji K. Kumar, MD
Mayo Clinic Cancer Center

*Natalie S. Callander, MD
University of Wisconsin Carbone Cancer Center

Kehinde Adekola, MD, MSCI
Robert H. Lurie Comprehensive Cancer Center of Northwestern University

Larry D. Anderson, Jr, MD, PhD
UT Southwestern Simmons Comprehensive Cancer Center

*Muhamed Baljevic, MD
Vanderbilt-Ingram Cancer Center

Erica Campagnaro, MD
University of Michigan Rogel Cancer Center

Jorge J. Castillo, MD
Dana-Farber/Brigham and Women's Cancer Center | Massachusetts General Hospital Cancer Center

Caitlin Costello, MD
UC San Diego Moores Cancer Center

*Christopher D'Angelo, MD
Fred & Pamela Buffett Cancer Center

Srinivas Devarakonda, MD
The Ohio State University Comprehensive Cancer Center - James Cancer Hospital and Solove Research Institute

Noura Elsedawy, MD
St. Jude Children's Research Hospital/ The University of Tennessee Health Science Center

Alfred Garfall, MD
Abramson Cancer Center at the University of Pennsylvania

Kelly Godby, MD
O'Neal Comprehensive Cancer Center at UAB

Jens Hillengass, MD, PhD
Roswell Park Comprehensive Cancer Center

Leona Holmberg, MD, PhD
Fred Hutchinson Cancer Center

Myo Htut, MD
City of Hope National Medical Center

Carol Ann Huff, MD
The Sidney Kimmel Comprehensive Cancer Center at Johns Hopkins

Malin Hultcrantz, MD, PhD
Memorial Sloan Kettering Cancer Center

Yubin Kang, MD
Duke Cancer Institute

Sarah Larson, MD
UCLA Jonsson Comprehensive Cancer Center

Hans C. Lee, MD
The University of Texas MD Anderson Cancer Center

Michaela Liedtke, MD
Stanford Cancer Institute

Thomas Martin, MD
UCSF Helen Diller Family Comprehensive Cancer Center

*James Omel, MD
Patient Advocate

Aaron Rosenberg, MD
UC Davis Comprehensive Cancer Center

*Douglas Sborov, MD, MSc
Huntsman Cancer Institute at the University of Utah

Attaya Suvannasankha, MD
Indiana University Melvin and Bren Simon Comprehensive Cancer Center

Jason Valent, MD
Case Comprehensive Cancer Center/ University Hospitals Seidman Cancer Center and Cleveland Clinic Taussig Cancer Institute

Asya Nina Varshavsky-Yanovsky, MD
Fox Chase Cancer Center

NCCN

Ryan Berardi, MSc
Guidelines Layout Specialist

Rashmi Kumar, PhD
Senior Director, Clinical Content

* A révisé ce guide patient. Pour les déclarations d'intérêt, rendez-vous sur NCCN.org/disclosures.

Centres de lutte contre le cancer du NCCN

Abramson Cancer Center
at the University of Pennsylvania
Philadelphie, Pennsylvanie
+1 800.789.7366 • pennmedicine.org/cancer

Case Comprehensive Cancer Center/
University Hospitals Seidman Cancer
Center and Cleveland Clinic Taussig
Cancer Institute
Cleveland, Ohio
+1 800.641.2422 • UH Seidman Cancer Center
uhhospitals.org/services/cancer-services
+1 866.223.8100 • CC Taussig Cancer Institute
my.clevelandclinic.org/departments/cancer
+1 216.844.8797 • Case CCC
case.edu/cancer

City of Hope National Medical Center
Duarte, Californie
+1 800.826.4673 • cityofhope.org

Dana-Farber/Brigham and Women's
Cancer Center | Massachusetts General
Hospital Cancer Center
Boston, Massachusetts
+1 617.732.5500 • youhaveus.org
+1 617.726.5130
massgeneral.org/cancer-center

Duke Cancer Institute
Durham, Caroline du Nord
+1 888.275.3853 • dukecancerinstitute.org

Fox Chase Cancer Center
Philadelphie, Pennsylvanie
+1 888.369.2427 • foxchase.org

Fred & Pamela Buffett Cancer Center
Omaha, Nebraska
+1 402.559.5600 • unmc.edu/cancercenter

Fred Hutchinson Cancer Center
Seattle, Washington
+1 206.667.5000 • fredhutch.org

Huntsman Cancer Institute
at the University of Utah
Salt Lake City, Utah
+1 800.824.2073 • huntsmancancer.org

Indiana University
Melvin and Bren Simon
Comprehensive Cancer Center
Indianapolis, Indiana
+1 888.600.4822 • www.cancer.iu.edu

Mayo Clinic Cancer Center
Phoenix/Scottsdale, Arizona
Jacksonville, Floride
Rochester, Minnesota
+1 480.301.8000 • Arizona
+1 904.953.0853 • Floride
+1 507.538.3270 • Minnesota
mayoclinic.org/cancercenter

Memorial Sloan Kettering
Cancer Center
New York, New York
+1 800.525.2225 • mskcc.org

Moffitt Cancer Center
Tampa, Floride
+1 888.663.3488 • moffitt.org

O'Neal Comprehensive
Cancer Center at UAB
Birmingham, Alabama
+1 800.822.0933 • uab.edu/onealcancercenter

Robert H. Lurie Comprehensive Cancer
Center of Northwestern University
Chicago, Illinois
+1 866.587.4322 • cancer.northwestern.edu

Roswell Park Comprehensive
Cancer Center
Buffalo, New York
+1 877.275.7724 • roswellpark.org

Siteman Cancer Center at Barnes-Jewish
Hospital and Washington
University School of Medicine
St. Louis, Missouri
+1 800.600.3606 • siteman.wustl.edu

St. Jude Children's
Research Hospital/
The University of Tennessee
Health Science Center
Memphis, Tennessee
+1 866.278.5833 • stjude.org
+1 901.448.5500 • uthsc.edu

Stanford Cancer Institute
Stanford, Californie
+1 877.668.7535 • cancer.stanford.edu

The Ohio State University
Comprehensive Cancer Center -
James Cancer Hospital and
Solove Research Institute
Columbus, Ohio
+1 800.293.5066 • cancer.osu.edu

The Sidney Kimmel Comprehensive
Cancer Center at Johns Hopkins
Baltimore, Maryland
+1 410.955.8964
www.hopkinskimmelcancercenter.org

The University of Texas
MD Anderson Cancer Center
Houston, Texas
+1 844.269.5922 • mdanderson.org

UC Davis
Comprehensive Cancer Center
Sacramento, Californie
+1 916.734.5959 • +1 800.770.9261
health.ucdavis.edu/cancer

UC San Diego Moores Cancer Center
La Jolla, Californie
+1 858.822.6100 • cancer.ucsd.edu

UCLA Jonsson
Comprehensive Cancer Center
Los Angeles, Californie
+1 310.825.5268 • cancer.ucla.edu

UCSF Helen Diller Family Comprehensive
Cancer Center
San Francisco, Californie
+1 800.689.8273 • cancer.ucsf.edu

University of Colorado Cancer Center
Aurora, Colorado
+1 720.848.0300 • coloradocancercenter.org

University of Michigan
Rogel Cancer Center
Ann Arbor, Michigan
+1 800.865.1125 • rogelcancercenter.org

University of Wisconsin
Carbone Cancer Center
Madison, Wisconsin
+1 608.265.1700 • uwhealth.org/cancer

UT Southwestern Simmons
Comprehensive Cancer Center
Dallas, Texas
+1 214.648.3111 • utsouthwestern.edu/simmons

Vanderbilt-Ingram Cancer Center
Nashville, Tennessee
+1 877.936.8422 • vicc.org

Yale Cancer Center/
Smilow Cancer Hospital
New Haven, Connecticut
+1 855.4.SMILOW • yalecancercenter.org

Index

Made in the USA
Monee, IL
05 November 2026

67379978R00040